UN LIVRE UTILE

SUPPLÉMENT
AU MANUEL
DE
MÉDECINE ANTISEPTIQUE

OBSERVATIONS DE CURES OBTENUES
AU MOYEN DU
TRAITEMENT ANTISEPTIQUE
(1861-1891)

PAR

LE Dr DÉCLAT

PARIS
O. DOIN, LIBRAIRE-ÉDITEUR
8, PLACE DE L'ODÉON, 8
—
1892

UN LIVRE UTILE

SUPPLÉMENT

AU MANUEL

DE

MÉDECINE ANTISEPTIQUE

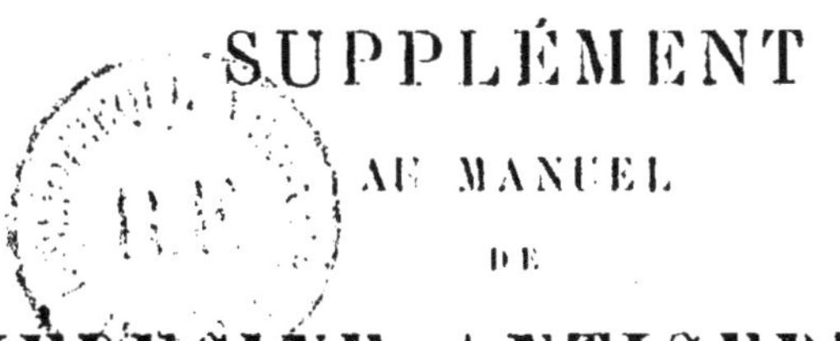

OBSERVATIONS DE CURES OBTENUES

AU MOYEN DU

TRAITEMENT ANTISEPTIQUE

(1861-1891)

PAR

LE Dr DÉCLAT

PARIS

O. DOIN, LIBRAIRE-ÉDITEUR

8, PLACE DE L'ODÉON, 8

1892

LISTE DES PRINCIPAUX PRODUITS

A BASE

D'ACIDE PHÉNIQUE

Glyco-Phénique. — 10 0/0 d'acide. — *Pour les usages externes* : Bains, Gargarisme, Conservation des Dents et des Gencives, Fraîcheur de l'haleine, Pansements des Plaies, des Brûlures, des Ulcères, des Maladies utérines, des Maladies de Peau, Fumigations antiépidémiques, Toilette, Injections de toilette, Démangeaisons, Piqûres venimeuses.	2 »
Sirops d'Acide Phénique. — Maladie des Muqueuses, Toux de toute nature, Gorge, Dyspepsies, Intestins, Diarrhée, Maladies de Vessie.	3 »
— **Sulfo-Phénique**. — Dépuratif puissant : Catarrhes, Toux chronique, Pituite, Maladies de la Peau, Rhumatisme, chronique.	3 »
— **Iodo-Phénique**. — A. Ph. 0,10 ; iode 0,01 ; iod. potas. 0,05 par cuillerée. — Lymphatisme, Phtisie, Tuberculose, Glandes, Scrofules, Tumeurs, Ulcérations, Cachexie, Syphilis	4 »
— **au Phénate d'Ammoniaque**. — Fièvre (*quelle qu'en soit la cause*), Bronchite, Pneumonie, Péritonite, Asthme, Grippe, Croup, Scarlatine, Fièvre bilieuse, typhoïde, Variole, Choléra.	4 »
— **de Coqueluche**. — Ce sirop guérit la coqueluche en 15 jours (Voir le Formulaire du *Manuel de Médecine antiseptique*, pour la préparation et le mode d'administration).	
Phéno-fer. — Anémie, Chlorose Manque d'appétit, Débilité, Préservatif des maladies héréditaires, tuberculeuses, scrofuleuses, épidémiques, etc.	3 »
Huile de foie de morue phéniquée. — Poitrine et Débilité. .	3 »
SOLUTION concentrée spéciale contre la Fièvre jaune, le Choléra, l'Insolation et la Fièvre bilieuse des pays chauds . .	4 »

(Les préparations sucrées portent le nom de **Sirops**. Celles qui ne sont pas sucrées sont désignées sous le nom de **Solutions antidiabétiques** d'acide phénique, d'iodo-phénique ou de phénate d'ammoniaque, mais toutes ont les mêmes proportions).

INJECTIONS SOUS-CUTANÉES

A SPÉCIFIER DANS LA COMMANDE

D'Acide Phénique chimiquement pur.	2 »
Iodo-Phénique	3 »
Sulfo-Phénique	2 50
Phénate d'Ammoniaque	2 50
Huile aseptique à l'acide phénique chimiquement pur à 5 0/0 . . .	4 »

Vin anti-diabétique contre le Diabète et le Rhumatisme. . .	4 »
Pâte phéniquée	1 50
Dragées phéniquées à l'Eucalyptus	2 50
Capsules au Goudron et à l'Acide Phénique.	2 50
Savon de pâte à l'huile d'olive et à l'acide phénique. .	1 50

LA LOI

DES FORMATIONS ET DES TRANSFORMATIONS ORGANIQUES

L'organisation des corps est soumise à l'action de l'agent universel que nous appelons du nom d'électricité, en attendant qu'on démontre, si elle doit être démontrée, l'identité des agents multiples admis dans notre physique actuelle : lumière, chaleur, magnétisme, etc.

L'électricité n'est connaissable pour nous qu'à condition de se décomposer en deux forces, positive et négative, *dont la réunion forme l'électricité neutre, laquelle ne se manifeste pas.*

Les acides correspondant au pôle positif sont dits d'électricité positive.

Les alcalins sont d'électricité négative.

Or, les principes récrémentitiels, c'est-à-dire qui fournissent aux corps les éléments nécessaires pour réparer les pertes occasionnées par l'usure du fonctionnement, sont alcalins *chez les animaux et* acides *dans les plantes.*

La cellule organique, une fois formée, fonctionne toujours sous l'empire de la loi générale d'électricité. Ce fonctionnement qui commence à la formation et cesse à la mort de la cellule, est entretenu par les éléments complexes de la nutrition, éléments pour la plupart ingérés.

Tant que cette ingestion est normale en qualité *et en* quantité, *le fonctionnement de la cellule est normal aussi, et l'usure seule de la vie serait cause, dans ces conditions et en dehors des accidents, de la désagrégation de l'être organisé.*

Or, nous avons admis, dès 1863, et la science microscopique ajoute chaque jour de nouvelles confirmations à notre théorie, que le fonctionnement normal de la vie est troublé, dans l'être vivant, par l'action directe ou indirecte d'autres êtres organisés, microbes ou ferments, qui, adventices ou héréditaires, se développent dans les tissus vivants et en altèrent l'économie en se nourrissant à leurs dépens et en les infectant de leurs excrétions.

Il est bien évident que la cellule, ou désorganisée ou en voie de désorganisation, n'obéit pas de la même manière que la cellule normale à la loi générale d'électricité, l'électricité étant considérée comme un des agents de l'organisation des agrégations cellulaires.

De même la cellule restant normale ne fonctionnerait pas normalement si l'électricité sous l'empire de laquelle elle vit se trouvait notablement modifiée en intensité ou en qualité, si l'on peut ainsi parler. Sa vitalité serait, suivant l'étendue du changement, ou modifiée, ou altérée, ou anéantie.

De ces principes hypothétiques il s'ensuit que si, la cellule étant altérée, il devenait possible de modifier l'action de l'électricité qui régit sa vie, de manière à compenser, pour ainsi dire, l'effet des altérations produites soit par l'excès, soit par l'absence de l'élément ou positif ou négatif, l'équilibre se rétablissant, le fonctionnement normal serait rétabli aussi ou pourrait se rétablir.

Nous n'avons pas besoin de dire que, dans notre pensée, il ne s'agit pas des applications qu'on peut faire des éléments actuels de l'électrothérapie, ni d'une action momentanée et locale, mais d'une modification générale et durable du mode d'action de l'électricité naturelle sur le corps humain, modification analogue, au moins dans sa généralité, à celle qu'on obtiendrait d'agents capables de modifier en quantité et en qualité l'air respirable par exemple. La thérapeutique électrique, dans le sens où nous l'entendons, est toute entière à créer, mais nous avons la conviction que l'avenir cherchera la solution du problème que nous avons entrevu et indiqué plus que nous ne l'avons posé. Le présent ne pourrait le résoudre, la science de l'électricité n'étant encore qu'à ses débuts et n'ayant pas encore fait le premier pas dans la voie de la thérapeutique générale ; la biologie, d'autre part, malgré les immenses travaux qu'elle a mis au jour, étant à peine née. Néanmoins, nous avons voulu éveiller l'attention des chercheurs sur une idée que nous sommes forcé de laisser à l'état rudimentaire. Aux générations à venir de vérifier si elle contient des espérances réelles et le germe d'un progrès thérapeutique.

TABLE ANALYTIQUE

PRÉFACE

Ce présent livre, qui n'est que le complément et la justification du dernier, paru sous le titre de *Livre utile, Manuel de médecine antiseptique*, n'aurait pas besoin de préface s'il n'était malheureusement vrai que plus une vérité est claire et démontrée, plus elle a besoin de démonstrations pour être acceptée et vaincre l'indifférence des uns et la jalousie des autres. Telle est en effet la réalité, à laquelle il faut s'accommoder sans récriminations vaines.

Ceux qui, comme un publiciste célèbre, peuvent se flatter d'avoir une idée par jour, et même un peu moins, et qui ont une tribune et la possibilité d'emboucher les trompettes de la renommée, ont quelques chances de faire plus aisément prévaloir les vérités qu'ils découvrent. Ils sèment aux quatre vents du ciel, dans les cinq parties du monde, et il faudrait plus que du malheur pour que le bon grain ne rencontrât pas quelque part la bonne terre. Ils s'imposent à la foule par leur puissance d'esprit et la captivent par la variété ; enfin ils sont si riches qu'ils donnent sans compter, générosité dont leur savent gré tous ceux qui, pauvres de leur propre fond, vivent des miettes de leur table sans crainte d'être appeler parasites.

Mais les hommes de génie moins fécond qui ont eu, faut-il dire la bonne ou la mauvaise fortune, d'avoir une seule idée et de la poursuivre pour en tirer le plus de ce qu'elle pouvait contenir d'utile, ceux-là doivent se résigner à faire à peu près le métier du mineur, dont la journée se passe à frapper avec la même barre à mine dans le même trou, ne pas se décourager en voyant, lorsque la mine a sauté, qu'ils n'ont enlevé qu'une parcelle à peine de la masse de roches qu'ils ont à traverser, et recommencer le lendemain le même travail de termite. Quand on ne peut pas inspirer la foi qui soulève les montagnes, il faut avoir la patience de les émietter.

Un de nos amis, M. A. Dauzats, s'étonnait un jour que M. Thiers eût répété trois fois une même chose dans trois volumes différents. « Vous vous êtes aperçu de la redite ? fit l'historien. Eh bien ! j'en suis heureux et j'ai réussi à souhait. Voilà une chose que vous n'oublierez pas. »

Je l'ai déjà dit ailleurs, il pouvait suffire à M. Thiers de répéter trois fois ce qu'il voulait qu'on retînt. Mais pour les autres, trente fois trois fois ne sont pas de trop, pas même assez, car nombre de vivants ressemblent à la mort, qui, selon Malherbe,

> *...se bouche les oreilles*
> *Et nous laisse crier.*

Plus ils s'obstinent dans leur surdité volontaire, plus je dois m'obstiner à redire ce que je sais être la vérité, et je ne manquerai pas à ce devoir.

Les revendications que je poursuis sont de deux ordres, et malheureusement, par leur nature, elles sont aussi difficiles les unes que les autres à faire prévaloir. J'ai eu et j'ai encore à défendre mes droits contre les empiétements et les dénis de justice. En second lieu j'ai eu à défendre les droits des malades contre la médecine, qui, comme toutes les sciences et les industries, n'accepte le progrès qu'à son corps défendant et professe l'horreur des nouveautés naturelles à tout ce qui a des droits acquis, une tradition, un siège fait.

Je n'ai pas besoin de dire que j'ai été et serai toujours plus ardent à chercher la guérison des malades que ma gloriole. Mes livres sont là pour faire foi de cette vérité. On m'a appelé *guérisseur*. A l'ambition de mériter ce titre tous les jours davantage, j'ai joint celle de donner à d'autres le moyen de le mériter ; tant pis pour ceux qui ont préféré rester de simples médecins.

Je ne reviendrai que sur les plus essentielles de ces vérités, mais j'y reviendrai sans scrupule, avec l'unique regret de n'avoir plus en perspective d'autres occasions de les consigner encore dans des livres, et avec l'espoir que l'avenir en tirera plus d'utilité que n'a fait le passé. J'eusse mieux aimé toutefois n'avoir pas à attendre ni à réclamer qu'on rende une justice posthume aux efforts que j'ai faits pour les autres, d'autant que ceux qui m'auraient suivi n'auraient pas manqué de me dépasser bientôt pour le plus grand bénéfice des malades, et qu'un progrès en médecine n'est jamais assez tôt réalisé.

En 1864 j'avais guéri un épithélioma de la langue(1) au moyen du traitement antiseptique; j'avais ainsi démontré la nature parasitaire de ce terrible mal et ouvert la voie des recherches à la médecine conservatrice. Mais on trouvait plus facile alors de rappeler, sous le manteau de la cheminée, l'histoire travestie du docteur noir et de considérer l'acide phénique comme un orviétan. Depuis, a-t-on fait mieux ? Pas que je sache, et l'épithélioma, comme les autres maladies de la langue, continue à faire partie du domaine de la chirurgie. On l'opère même plus couramment peut-être depuis que j'ai mis la chirur-

(1) M. Poulat, qui vit encore en 1891.

gie en possession de l'antisepsie, car il est à remarquer et à déplorer que le bistouri se donne plus large carrière à mesure qu'il a moins à redouter le traumatisme et les suites de l'action chirurgicale : inflammations, érysipèle, infection purulente, etc. ; si bien que mes efforts ont eu en partie le résultat inverse de celui que je cherchais. Je voulais que l'antisepsie diminuât le nombre des interventions sanglantes, chose qu'elle est capable de faire puisqu'elle l'a fait souvent dans ma pratique ; et la chirurgie en a usé pour tailler et trancher davantage, taillant et tranchant plus impunément, j'entends en ce qui touche aux suites immédiates, car pour les autres, il serait aisé de démontrer qu'elle n'a rien gagné que dans les cas où son action est vraiment indispensable, et dans ceux où elle est précédée et suivie de la médication interne antiseptique. Crier aux gens : « Vous pouvez désormais couper moins ! » et entendre répondre en chœur : « Oui certes, nous pouvons couper davantage », n'y a-t-il pas là de quoi justifier et absoudre mille fois plus de redites encore qu'on ne m'en peut reprocher ? Que n'ai-je eu le moyen de les faire entendre aux premiers intéressés, aux malades, et organiser ainsi la *grève des opérés du cancer !* J'aurais organisé du même coup celle des récidives douloureuses, celle des morts prématurées; car la chirurgie n'en préserve pas plus aujourd'hui qu'autrefois : au contraire, elle en augmente le nombre à mesure que les opérations sont en elles-mêmes plus faciles et plus bénignes, qu'on meurt moins pendant l'opération ou aussitôt après et que, par conséquent, les opérations sont plus courantes et plus nombreuses. Que les chirurgiens me donnent tort de rabâcher, c'est affaire à eux. Ceux qui me donneront raison sont les médecins observateurs et praticiens et les cancéreux relativement nombreux que j'ai guéris sans opération, même dans des cas déclarés inopérables, ceux dont j'ai arrêté le mal, que j'ai préservés du couteau et à qui j'ai assuré une survie que l'opération seule leur eût enlevée.

La phtisie est une des maladies dont on s'occupe le plus depuis la découverte du bacille de Koch en 1882. Dès 1872 j'avais arrêté et guéri, au moyen des antiseptiques, une phtisie galopante bien caractérisée, diagnostiquée par plusieurs confrères. J'écrivais en 1874 (1) :

« *La transmissibilité de la phtisie pulmonaire ne peut plus guère être révoquée en doute aujourd'hui... Et*

(1) *Traité de l'acide phénique*. 1874, Lemerre, p. 1055.

comme, dans la doctrine des ferments, transmissibilité ou contagion est synonyme de parasitisme, le caractère parasitaire de la tuberculisation peut être considéré comme démontré. C'est l'opinion qui a prévalu enfin dans la médecine académique. » Mais j'étais forcé d'ajouter, à propos de la curation : « *La tuberculisation pulmonaire est restée aussi peu curable, pour la médecine officielle, qu'avant la démonstration de sa transmissibilité.* » Au bout de 17 ans, je n'ai qu'à reproduire cette constatation. A part quelques confrères, qui ont bien voulu comprendre que je n'avais pas préconisé, comme remède de la tuberculose, un spécifique, une spécialité, mais un ensemble de procédés et de préparations destinées à attaquer le mal par toutes les voies abordables, la médecine en est à chercher et à vanter quelques médicaments particuliers, quelques appropriations plus ou moins originales des procédés antiseptiques. Le Dr Filleau lui-même, après avoir amélioré ou guéri des phtisiques au moyen de l'acide phénique en 1882-83, après avoir conclu en ces termes : « *Les phtisiques ne seront plus désormais abandonnés et l'on emploiera pour leur défense autre chose qu'une thérapeutique de résignation* », n'a jamais cru à la nécessité de diriger contre la phtisie le traitement rationnel et systématique dont j'avais indiqué l'ensemble, et je suis autorisé à croire qu'il n'a jamais essayé que certaines de mes pratiques isolées, dont le succès aurait dû l'engager à vérifier la valeur de cet ensemble. Depuis il a essayé tant d'autres moyens qu'une expérience de plus ne lui eût guère coûté. C'est un peu grâce à lui qu'un professeur a pu parler des injections hypodermiques d'acide phénique comme d'un moyen qui n'a donné que de minces résultats.

Il faut bien qu'en présence de ce parti pris de ne voir et de n'étudier que par à peu près, de choisir dans un traitement telle ou telle pratique, utile quand on l'associe aux autres, mais insuffisante par elle-même, et de condamner ou de négliger ce traitement parce que la partie n'a pas su égaler le tout, il faut bien que je répète qu'il existe un traitement de la phtisie et qu'il est absolument vrai, bien que M. Filleau ait paru l'oublier depuis qu'il l'a dit, que nous avons à employer contre le phtisie autre chose qu'une thérapeutique de résignation. Nous en avons tous les jours de nouvelles preuves vivantes.

C'est à propos de la fièvre typhoïde qu'il m'en coûterait le plus de me répéter, à cause de l'apparente exagération de mes assertions, si l'amour de la vérité et du progrès, si l'intérêt des malades ne m'en faisaient un devoir impérieux.

J'ai affirmé n'avoir pas en vingt ans, dans une pratique très étendue, perdu *un seul* typhoïque, même au temps du siège, où l'on sait que les morts allaient vite, plus vite encore dans les ambulances que sur les champs de bataille. Des confrères ont écrit et signé que depuis qu'ils avaient adopté le traitement phéniqué, ils n'avaient pas non plus perdu un seul typhoïque. J'ai affirmé que les convalescences, si insidieuses d'ordinaire, étaient, à la suite de ce traitement, d'une absolue bénignité et d'une rapidité singulière. J'ai répété ces affirmations dans mon dernier volume ; je les répète ici plus formellement que jamais. Elles ont dû venir à la connaissance de bien des médecins. N'ai-je pas le droit, quand il s'agit de cette chose sacrée qu'on appelle la vie humaine, de m'étonner douloureusement qu'elles aient passé comme inaperçues ? Et quelles raisons puis-je trouver à cette indifférence ? On voit la France entière, comme le reste de l'Europe, courir à l'annonce d'un spécifique contre la tuberculose découvert au-delà du Rhin. Faut-il porter un nom en *man* ou en *off* pour inspirer confiance ? Faut-il se déclarer possesseur d'un secret merveilleux ? Je ne sais, mais je constate qu'ayant dit aux médecins : « Depuis vingt ans je n'ai pas perdu un seul typhoïque, et voici in extenso le traitement qui m'a donné ce succès sans précédent », à part de rares exceptions, pas un n'a dit ou imprimé : « J'ai employé ce traitement et il m'a réussi, ou il a échoué. »

Les ennemis conscients ou inconscients des nouveautés ou des trouvailles de la science libre ne sont pas seulement les princes de la médecine officielle, mais aussi leurs élèves, c'est-à-dire tout le corps médical, sauf les émancipés, qui sont peu nombreux parce qu'il faut, pour s'émanciper, moins encore des qualités originales, le sentiment de l'indépendance, l'horreur du *magister dixit*, que le courage d'être seul contre un ennemi qui s'appelle légion et de soutenir une lutte sans merci avec les dures extrémités auxquelles elle expose.

Jadis on brûlait les dissidents ; aujourd'hui on les affame. C'est à quoi peuvent s'attendre les indépendants qui ont besoin de vivre de leur état. L'école leur a donné un diplôme. Qu'ils s'élèvent jamais contre l'*alma mater*, les voilà hérétiques, traîtres, persécutés comme tels et victimes, à moins qu'ils n'aient les reins solides et les moyens matériels d'attendre le jour du triomphe. Il est plus commode assurément de prolonger sa docilité au-delà des bancs de l'école, de recevoir un commencement de clientèle de ceux à qui l'on doit ses titres et sa science d'examen, de jurer sur les paroles du maître et d'être l'ami de ses amis et surtout l'ennemi de ses ennemis. Nous avons, malgré notre retentissant amour de la liberté, beaucoup de sang romain dans les veines. Or un allié des Romains, ne devait avoir d'amis ou d'ennemis que ceux que lui imposait Rome. A ce prix, il trouvait chez elle protection et sécurité dans la servitude. C'est ainsi que l'entend, d'après Salluste, l'imbécile Micipsa, qui, attaqué par Jugurtha, vient dire au Sénat : *laeti pacem agitabamus, quippe quis hostis nullus erat, nisi forte quem vos jussissetis.* Sans se croire aussi serviles, ces éternels élèves vivent naturellement dans la conviction que rien ne peut être trouvé que par leurs maîtres, qu'il n'y a en dehors de l'école ni remèdes, ni méthodes, ni médecins, et que les choses dont il n'est pas question dans le programme n'ont jamais existé. Un des princes de la médecine, je ne dis pas de la science, par respect pour elle, quand je lui demande à plusieurs reprises, en 1870, à titre de médecin requis, un service de typhoïques, me fait des réponses dignes de l'oncle Vésinet dans le *Chapeau de paille d'Italie.* Comment pourrais-je me faire entendre des disciples qui croient naïvement du maître ce que le maître croit de lui-même :

Et l'ami Pompignan pense être quelque chose !

Et au fait il a raison de le penser : il est quelque chose ; il a les titres, les galons, les insignes. Quelqu'un, c'est une autre affaire. Mais être quelqu'un n'est pas le moyen de réussir à être quelque chose. La condition indispensable pour cela serait même, à y bien regarder, de ne rien être du tout, et cette condition est réalisée plus souvent après qu'avant. Mais ce sont là des vérités qu'on ne nous enseigne pas au collège, au contraire, et plus tard il faut, pour les reconnaître, plus de courage que de prudence : *fortior quam prudentior*, comme dit M. Lhomond.

Pour les fièvres intermittentes, j'ai eu affaire à des oreilles moins rebelles, et cependant, que de choses à redire en cette matière ! Un livre a paru dernièrement sur la *Malaria*, œuvre d'un homme consciencieux et versé dans la matière. Il m'a fait l'honneur de me citer, et je lui en sais gré. Que d'autres à sa place s'en seraient dispensés ! Mais j'ai le regret de constater qu'il a mal lu d'abord, puis incomplètement lu ce que j'ai écrit sur la médication des fièvres intermittentes. Assurément, s'il avait connu les résultats obtenus et publiés, et les observations du Dr Sensaud, médecin d'un pays de malaria en France (1), il aurait attaché plus d'importance à des écrits dont le seul mérite est de donner des faits

(1) La position et l'honorabilité du Dr Sensaud s'affirment par ce fait que, lors d'une élection au Conseil général, il eut toutes les voix moins *une*, la sienne.

précis et des indications thérapeutiques simples et claires. La formule qu'il m'attribue (1) n'est exacte qu'en partie, et je n'en réponds pas, parce que je ne réponds nullement de la pureté des acides phéniques du commerce, qui peuvent contenir jusqu'à 25 p. 100 de matières dangereuses. C'est même le motif, je le répète, pour lequel j'ai dû me résigner à créer des spécialités, dans le double but d'avoir de l'acide phénique entièrement pur, et de le préserver des altérations inévitables s'il n'est pas incorporé *à l'état naissant* à son véhicule, sucre pour les boissons, glycérine aseptique hydratée pour les injections et les boissons diabétiques.

Le Dr Pepper me fait dire encore qu'on peut répéter toutes les deux heures des injections de cent gouttes de *solution phéniquée concentrée* (p. 226). Je n'ai jamais employé ni préconisé que les injections de 100 gouttes à 2,50 p. 100. Je ne parle pas des injections *interstitielles* de quelques gouttes de *glycophénique* à 10 p. 100, telles par exemple que le Dr Danet les emploie dans le traitement de l'anthrax.

(1) Acide phénique *pur*. . . . 2,50 gr.
Eau distillée glycérinée et aseptisée. . . . . 100 centim. cubes.

Autre :

Acide phénique *pur* . . . . 5 gr.
Huile lavée à l'alcool et aseptisée. 100, 00

Tout au plus ai-je dit que la teneur d'acide phénique pouvait être portée à 5 ou 6 p. 100 quand on se sert de l'huile comme véhicule. J'aime à croire que le Dr Pepper a mieux étudié la formule à laquelle il déclare donner la préférence sur la mienne qui n'est pas la mienne.

Autre erreur. Le Dr Déclat, dit le Dr Pepper, p. 227, se sert pour ses préparations d'acide phénique, d'une solution glycérinée concentrée à 10 p. 100, dite *glyco-phénique.*

Les solutions pour injections hypodermiques sont absolument distinctes du glyco-phénique, dont l'étiquette porte : *usage externe.* Cette préparation est assez pure pour qu'on puisse la prendre à l'intérieur en la diluant dans l'eau sucrée à 1 et même 2 p. 100, mais je ne m'en suis jamais servi, je n'ai jamais conseillé à personne de s'en servir pour préparer la solution à injecter.

Enfin, la note ainsi conçue (p. 227) : « Déclat recommande d'incorporer au sucre l'acide phénique à son état naissant, ce qui le conservera pendant des années. La glycérine et les corps gras possèdent en partie cette aptitude du sucre, » donnerait à penser que j'injecte des solutions sucrées, ce qui serait une grosse erreur thérapeutique. J'ai dit que l'acide phénique doit être incorporé à son état naissant au sucre *pour les boissons,* à la glycérine aseptique hydratée pour les *injections* et pour les *boissons destinées aux diabétiques* (1) et je n'ai jamais dit autre chose. Cette note prouve jusqu'à l'évidence que j'ai été mal lu, que les préparations dont je me sers exclusivement n'ont pas été expérimentées par le Dr Pepper, et que j'ai mille fois raison de me répéter.

C'est à propos de la fièvre jaune que j'ai failli avoir les plus grandes satisfactions. J'ai dit dans mon Manuel, l'appui que j'avais trouvé — pas en France, rassurez-vous, mais en Espagne — auprès du Ministre Canovas del Castillo, pour faire renouveler à la Havane les expériences faites au Brésil par le Dr de Lacaille, qui avait écrit, après avoir employé mes préparations phéniquées : « *C'est la première fois, depuis 30 ans que je me bats contre la fièvre jaune, que je suis bien sûr d'avoir arraché des malades à la mort* ». Mais sur ce point je puis être bref. La fièvre jaune ne viendra pas en France, et j'en ai assez dit pour être entendu dans les pays où elle est

(1) J'emploie aussi l'huile aseptisée quand j'ai besoin d'augmenter la dose d'acide phénique 5 0/0 au lieu de 2,50 0/0 ou bien encore lorsque je crois utile d'ajouter la quinine. — J'ai donné à cette préparation le nom d'*oléo-phénate de quinine*.

endémique, au Brésil et au Sénégal, par exemple. La facilité de se faire entendre croîtrait-elle en raison directe du carré des distances ? Il faut croire plutôt que nous sommes tous condamnés, petits et grands, à n'être pas prophètes dans notre pays.

C'est une vérité qui semble bien démontrée par l'histoire de M. Lister, non moins que cette autre que, lorsqu'on est passé prophète, c'est pour longtemps, ceux qui ont décerné un brevet n'aimant pas à se dédire. J'ai souvent raconté comment M. Lister avait inventé l'antisepsie phéniquée qu'il avait trouvée tout au long dans mon premier livre de 1865, adressé par moi à son maître, le Dr Simpson ; comment MM. Pasteur, Péan, Sédillot, Maisonneuve, Richard et d'autres avaient formellement reconnu ma priorité et comment la commission du prix Boudet avait couronné de vive force à travers la Manche, pour la meilleure application des travaux de M. Pasteur à la médecine, ce même M. Lister qui n'avait pas concouru, s'étant vu refuser une fois le prix Montyon à la suite du rapport de Sédillot. Ce que je n'ai pas assez dit, c'est ce qui est arrivé au dernier congrès médical de Berlin. M. Lister, que les Français s'obstinent à appeler le père de l'antisepsie, alors qu'il est tout au plus son fils, car c'est l'antisepsie qui a fait M. Lister et non l'inverse, M. Lister est venu déclarer devant la docte assemblée que le *spray* et l'usage de l'acide phénique dans les opérations étaient deux erreurs dont il rougissait un peu. Or, il y avait dans la docte assemblée au moins des collègues de ceux qui avaient, en 1882, couronné M. Lister précisément pour ces deux erreurs dont il rougit aujourd'hui. N'était-ce pas une galanterie à la John Bull, de venir dire en plein Berlin aux académiciens français qu'ils avaient spontanément décerné un prix à une pitoyable invention et pris des vessies non pour des lanternes, mais pour des soleils? Ce dont M. Lister pourrait rougir sans qu'on y trouve à redire, c'est de garder un prix qu'il avoue n'avoir pas mérité, et les six mille francs y attachés ; c'est de ne pas demander que le concours soit rouvert. Ce dont il pourrait encore rougir, c'est d'avoir pillé, dénaturé et tronqué une méthode française et de s'être taillé là-dedans une gloire imméritée, car supprimez le pansement dit Listérien, que M. Lister désavoue, que reste-t-il de M. Lister? Un chirurgien habile peut-être, pas autant que tant d'autres, mais dont le nom n'a rien qui lui donne droit à un un souvenir spécial de la postérité ni à une notoriété universelle comme celle qu'il a usurpée. Eh bien ! quoiqu'il soit descendu de son trône, vous verrez qu'il y sera maintenu de force. Il est baptisé et ce ne sont pas ses parrains qui le débaptiseront. Il a beau renier ses enfants, il est, au moins chez nous, le père de l'antisepsie, jusqu'au jour où l'histoire, qui ne s'interdit pas la recherche de la paternité, lui ôtera un titre qui a justement la même immortalité que ceux qui l'ont donné.

Cette revendication en apparence toute personnelle est,en réalité, inspirée par un autre sentiment que celui de la vanité d'auteur, bien légitime toutefois. L'intérêt de la science et des malades en est le premier mobile. Après avoir cru dix ans, sur la foi de M. Lister, que l'acide phénique était le vrai préservatif des suites ordinaires du traumatisme chirurgical, combien de gens vont croire sur sa foi qu'il est inutile ou nuisible? C'est ce que je veux empêcher autant qu'il est en mon pouvoir.

Assurément M. Lister avait fait, en inaugurant son *spray*, une fâcheuse et maladroite imitation de mes pulvérisations phéniquées. En ce point, je ne le contredirai pas. Mais je ne laisserai pas passer sans protestation son affirmation relative aux irritations produites par l'acide phénique. S'il a obtenu ce fâcheux résultat de l'usage qu'il en a fait, c'est ou sa faute ou celle des préparations qu'il a employées et peut-être de la matière première.

L'acide phénique d'abord doit être absolument pur,

et il ne peut l'être sûrement qu'à deux conditions :

1° Il faut que des distillations et des cristallisations successives et répétées l'aient débarrassé de *tous* les crésylols caustiques qu'il contient, résultat qu'on n'obtient que moyennant des procédés spéciaux et un outillage que ne possèdent pas les laboratoires d'où sort l'acide phénique du commerce ;

2° L'acide phénique étant très facilement altérable à l'air, à l'humidité, à la lumière même, il doit, pour conserver sa pureté absolue, être incorporé à l'état naissant soit à la glycérine, soit à l'huile, pour ne parler que des préparations chirurgicales.

Enfin il ne doit jamais être mis en contact avec les tissus, qu'incorporé aux dites substances, et jamais avec les parties osseuses mises à nu par les blessures.

Or, il est pour nous hors de doute que ces précautions indispensables, sans parler du dosage, ont été négligées par ceux entre les mains desquels l'acide phénique a produit des irritations. Une accusation vague est plus facile à porter qu'à soutenir. Que M. Lister énumère exactement les conditions dans lesquelles il a trouvé l'acide phénique irritant, et il sera aisé de lui démontrer qu'il s'est longtemps servi de l'acide phénique sans le bien connaître. Ses affirmations peuvent passer pour parole d'évangile aux yeux de ceux qui le considèrent comme le dieu de Delphes de l'antisepsie. Pour nous, elles n'ont pas plus de valeur que les clichés traditionnels sur les dangers de l'acide phénique, les urines noires et autres balivernes qui ont cours dans les journaux et même dans les livres de médecine. Le grand danger de l'acide phénique est dans l'ignorance de ceux qui l'emploient mal ou de mauvaise qualité. Telle est la vérité pour M. Lister comme pour les autres. J'ai fort regretté que M. Trélat soit mort trop tôt pour l'entendre, car je ne me serais pas fait faute de la lui dire en toute franchise après qu'il eut contribué par sa diatribe haineuse et irritée contre l'acide phénique à faire substituer le plus dangereux des antiseptiques, le sublimé, à l'acide phénique, auquel le rapporteur même déclarait ne pouvoir, en huit ans d'usage obstétrical, reprocher un seul accident digne d'être noté.

Voilà encore un fait dont je me ferai un devoir de reparler tant que j'aurai la voix et que je pourrai tenir une plume. Depuis huit ans les sages-femmes étaient autorisées à employer, pour l'antisepsie obstétricale, une solution phéniquée dont la formule laissait fort à désirer, mais qui, telle quelle, avait suffi à conjurer les accidents purulents, les péritonites, etc. Il s'agissait de remplacer cet antiseptique utile et inoffensif par un autre. Pourquoi? Je l'ai dit ailleurs, je pourrais trouver les mauvaises raisons de cette substitution, mais je ne ne vois pas les bonnes. Le remplaçant proposé n'était autre que le sublimé. Or savez-vous par quels arguments le rapporteur de l'Académie de médecine a combattu l'emploi de l'acide phénique et soutenu la candidature du sublimé ?

Les voici en substance :

1° L'acide phénique n'a pas causé, en huit ans d'usage, d'accidents dignes d'être notés. Mais son odeur est désagréable à certaines malades. De plus, il peut ne donner qu'une antisepsie illusoire. Les sages-femmes trompées par l'odeur peuvent croire avoir mis assez de solution dans leurs préparations et, en réalité, en avoir mis trop peu pour assurer l'antisepsie ;

2° Le sublimé, il est vrai, depuis trois ans qu'on s'en sert, a causé SEIZE intoxications suivies de mort, mais quelques-uns de ces accidents peuvent ne pas lui être imputables.

En conséquence nous proposons de permettre aux sages-femmes l'usage du sublimé.

En vain un médecin prudent a pris la parole pour faire remarquer que le sublimé peut être mortel s'il est administré à une parturiente affectée de faiblesse des reins, d'albuminurie ou même de stomatite, toutes maladies que les sages-femmes ne sont pas tenues de savoir diagnostiquer.

En vain un autre a déclaré hautement que le sublimé était *le plus dangereux des antiseptiques.* A ces arguments de deux de ses membres, l'Académie n'a pas daigné même répondre et le sublimé a été intronisé. Depuis ce jour, comme don de joyeux avènement, il a fait dans les hôpitaux de Paris trois nouvelles victimes, à notre connaissance, et personne n'a parlé du moins de la dernière qu'on a enterrée à petit bruit (1). Ce serait se faire complice que de ne pas répéter à tout venant ce qu'a dit un membre de l'Académie de médecine, appelé par un de ses confrères auprès d'une malade intoxiquée par le sublimé après la décision de l'Académie :

« De semblables accidents doivent nous rendre fort timorés. Est-il prudent de confier aux sages-femmes un poison aussi violent...? J'insiste sur le danger qu'il y a à leur abandonner des paquets de sublimé. Elles feront certainement des injections utérines et on aura à déplorer des accidents aussi redoutables que ceux qui viennent d'être signalés (2). »

Ces appréciations ont été rendues publiques. Mais il est bon de les rappeler, comme il faudrait rappeler les quelques bonnes choses qui s'impriment une

(1) Maintenant elles sont si nombreuses qu'on y a renoncé dans les hôpitaux de Paris.

(2) Voir *Journal de médecine de Paris*, 25 avril 1890.

fois et se noient dans l'oubli, confondues dans le fatras des inutilités qui s'en vont au pilon.

Je ne grossirai pas la liste de mes redites. A ceux qui me reprocheraient trop d'ardeur ou d'âpreté, si l'on veut, dans mes revendications, je répondrais qu'on ne mesure ni ne contient son amour de la vérité; qu'en somme je revendique pour l'humanité en même temps que pour moi-même. Je n'ai rien à désirer personnellement, pas même le repos auquel j'aurais droit, et heureusement je suis par nature exempt de ces ambitions qui ont souvent domestiqué les intraitables à la fin de leur carrière et engendré d'attristantes palinodies; qu'enfin j'ai été aussi ardent à revendiquer pour autrui que j'ai pu l'être pour moi-même. Souvent, et à mon détriment peut-être, j'ai été, comme on dit, plus royaliste que le roi. J'ai dit dans l'avant-propos de mon Manuel que M. Pasteur lui-même n'avait laissé passer qu'avec des scrupules et une sorte de regret l'article que j'avais écrit au moment où parut, par les soins de M. Berthelot, le travail posthume de Claude Bernard sur la fermentation du raisin. Je le reproduis ici, moins pour revenir sur une cause jugée et rouvrir un débat inutile, que pour montrer que j'ai toujours eu à cœur de défendre la vérité partout où je l'ai vu attaquer.

LES NOUVEAUX ADVERSAIRES DE LA DOCTRINE DES FERMENTS

(Voir n° 19 de *La Médecine des ferments*, 1879.)

Claude Bernard et M. Pasteur

Une gloire manquait à M. Pasteur : avoir des adversaires dignes de lui ; elle ne lui manque plus. Être contredit par des savants comme Collin, Jolly, Pouchet, Bastian, et même par M. Frémy, c'est quelque chose ; mais après avoir vaincu de tels adversaires, peut-être n'est-il pas bien sûr qu'on ne puisse pas s'appliquer encore le vers fameux :

> A vaincre sans péril, on triomphe
> [sans gloire.

Quand on a mis hors de combat des lutteurs comme Berthelot et Claude Bernard, l'éclat de la victoire est sans nuage ; elle ne peut plus être ni discutée ni accrue. Ce n'est pas que Berthelot ni Claude Bernard se soient montrés, dans ce tournoi, des *adversaires* bien redoutables : le dernier surtout s'est montré bien inférieur même à M. Collin ; mais ce n'est pas seulement avec la valeur des hommes qu'il faut compter, c'est avec leur notoriété et leur situation, et c'est seulement à ce point de vue que l'intervention inattendue de Claude Bernard et de M. Berthelot est venue mettre le sceau au triomphe de M. Pasteur.

Intervention inattendue, disons-nous; bien inattendue, en effet, car Claude Bernard était un ami, — au moins en avait-il tous les dehors, — de M. Pasteur; il siégeait à côté de lui à l'Académie, et, naturellement, devisait avec lui de science et d'expérience, tous les lundis ; ils en causèrent donc, — et M. Pasteur l'a rappelé avec un chagrin bien concevable, — ils en causèrent au mois de novembre, au mois de décembre 1877, au mois de janvier 1878 ; dans ces causeries intimes, pas une allusion de la part de Cl. Bernard a des erreurs que M. Pasteur aurait pu commettre dans ses expériences ou aux fausses interprétations qu'il aurait pu leur donner ; et voilà que Claude Bernard venant à mourir, moins de deux mois après ces causeries intimes, des amis trouvent dans ses papiers et publient des relations d'expériences dont la conclusion, *écrite de sa main*, est :

LA THÉORIE (de M. Pasteur) EST DÉTRUITE !

Je viens de dire des amis; sont-ce bien, en effet, des amis? On en pourrait douter après avoir lu les notes de Cl. Bernard, destinées sans doute à rester dans l'oubli, et qu'ils ont livrées au grand jour, non seulement sans que l'auteur en ait exprimé le désir en mourant, mais sans qu'il l'ait même autorisé, et alors que ces notes, ce sont les publicateurs eux-mêmes qui le disent, *étaient soigneusement cachées dans un coin*, où certes elles méritaient bien de pourrir, car elles ne peuvent que ternir la mémoire de Cl. Bernard, aussi bien au point de vue moral (1) que sous le rap-

(1) Cette ligne était soulignée au crayon par M. Pasteur, mais nous l'avons conservée, en nous autorisant de la lettre de M. Pasteur citée dans notre Manuel de médecine antiseptique, dit *Livre utile*, p. 11 et 12.

port scientifique ; si ce sont de vrais amis qui ont publié ces notes, il faut reconnaître qu'à côté de leur pavé, celui de l'ours n'était qu'un petit caillou. C'est ce que le lecteur va pouvoir juger lui-même ; le débat est haut placé et des plus importants; nous allons donc l'analyser avec assez de détail pour que nos lecteurs puissent s'en faire une idée complète.

Voici, d'abord, l'avant-propos dont les amis de Claude Bernard ont fait précéder la publication de ses notes; c'est un document historique qui contribuera puissamment à éclairer le jugement qu'on doit porter sur le mérite de Cl. Bernard et qu'on portera inévitablement, quand l'heure de l'histoire aura sonné.

Lorsque Claude Bernard fut enlevé à la science, son génie était *dans toute sa force et son esprit d'invention n'avait souffert aucune diminution*. Il avait entrepris, depuis quelques mois, une nouvelle série de recherches sur la fermentation alcoolique, et il annonçait à ses amis et à ses élèves qu'il croyait avoir fait des découvertes susceptibles de modifier profondément les théories régnantes. Malheureusement la mort le surprit avant qu'il ait pu donner son secret ; quand il en eut la pensée, il était déjà trop tard : « Cela est dans ma tête, » disait-il à M. d'Arsonville, son dévoué préparateur qui a entouré ses derniers moments des soins les plus affectueux, « cela est dans ma tête, mais je suis trop fatigué pour vous l'expliquer. »

Cl. Bernard n'avait pas l'habitude d'écrire le détail de ses expériences avant d'être parvenu à des résultats assez définitifs. Aussi tout portait ses amis à regarder ses dernières découvertes comme complètement perdues, lorsque M. d'Arsonville retrouva dans un coin, soigneusement caché, le cahier de notes qui suit et qui est entièrement autographe.

Ce sont des notes de laboratoires, relatant sous une forme sommaire les essais que Cl. Bernard avait exécutés en octobre 1877, dans sa propriété de Saint-Julien, près Villefranche, à l'époque des vendanges. Les résultats en sont présentés d'une façon trop abrégée pour constituer une démonstration rigoureuse, pas plus que ne le font en général les notes des inventeurs : une portion de leurs vues et de leurs travaux, souvent la plus décisive, demeurant réservée dans leur esprit, jusqu'au jour de la rédaction finale. Ces brèves indications offrent un intérêt spécial parce qu'elles sont accompagnées de ces réflexions personnelles que tout savant original s'adresse à lui-même, à titre de commentaire provisoire de ses observations présentes.

« Cl. Bernard avait poursuivi ses expériences au Collège de France pendant les mois de novembre et de décembre ; mais aucune note relative à ses dernières recherches n'a pu être retrouvée.

« Tout ce que nous savons c'est que ses déclarations, quelques jours avant sa mort, étaient tout à fait conformes aux affirmations générales des notes de Saint-Julien.

« Dans cet état de choses, plusieurs amis et élèves de Cl. Bernard ont pensé qu'il y avait intérêt pour la science de conserver la trace des dernières préoccupations de ce grand esprit, quelque incomplète qu'elle nous ait été laissée. On y verra comment il entendait attaquer le problème et par quelles voies il espérait en atteindre la solution. »

M. Berthelot.

Un mot, d'abord, sur ce préambule-assommoir ; nous verrons ensuite comment les notes posthumes justifient le jugement qu'on y porte sur Claude Bernard.

Constatons d'abord que ce sont *plusieurs* amis et élèves de Cl. Bernard qui ont décidé la publication de ces notes, publication dont M. Berthelot a cependant cru pouvoir prendre la responsabilité, dans une réponse qu'il a faite à M. Pasteur. *Que la responsabilité lui soit légère ! ce n'est pas de cela que nous avons à nous occuper pour le moment* (1). Ce qui nous intéresse, ce qui doit intéresser tous ceux qui veulent porter un jugement sur Cl. Bernard, — et ce jugement est indispensable pour apprécier la valeur d'une *opinion*, qui n'est encore qu'à l'état d'opinion, — c'est l'appréciation que les amis et élèves de Cl. Bernard, c'est-à-dire ses familiers, font de son état mental, au moment où il travaillait à détruire et écrivait même avoir *détruit* la théorie de M. Pasteur sur la fermentation. Ce jugement, personne ne l'a porté encore ; il n'a été fait sur Cl. Bernard que quelques appréciations d'enthousiasme irréfléchi ou intéressé, par quelques amis ou élèves, appréciations répétées par tous les moutons de Panurge, échos mécaniques, qui ne comprennent même pas la portée de ce qu'ils disent ou écrivent ; M. Pasteur seul a esquissé ce jugement, mais avec la délicatesse d'*une main encore amie* (2), et avec les ménagements imposés à un confrère parlant à une Académie dont il faut ménager le prestige ; néanmoins, s'il n'a pas dit toute la vérité, il en a dit assez pour qu'il soit facile de la deviner tout entière. Quant à nous qui n'avons rien à ménager que la vérité elle-même, nous ne laisserons à deviner que ce que nous ne savons pas nous-mêmes; nous n'écrivons ni pour des sorciers ni pour des diplomates : nous écrivons pour des hommes qui veulent et qui savent comprendre, mais

Qui de *nos* vains discours prompts [à se détacher,
Ne *suivent* point l'auteur qu'il [faut toujours chercher.

(1) Cette phrase rayée par M. Pasteur a été conservée à cause des termes de sa lettre.
(2) Id.

Cela dit, commentons, expliquons et jugeons.

« Au moment de sa mort, disent ses amis, le génie de Cl. Bernard était *dans toute sa force*, son esprit d'invention *dans toute son intégrité.* » C'est là le jugement réfléchi, bien et solennellement arrêté et proclamé de ceux qui le connaissaient à fond et depuis longtemps. C'est aussi le nôtre. Or, qu'a fait Cl. Bernard pour justifier ce jugement ou plutôt pour en déterminer la signification ?

Au moral : Il a fait des expériences et des découvertes (?) pour *détruire* une doctrine qui était le fruit d'une longue, laborieuse, magnifique série de travaux d'un de ses amis, avec lequel il s'entretenait journellement, et à qui il n'a pas soufflé mot de ces expériences et de ces découvertes (?), alors qu'il les annonçait *à ses amis et à ses élèves ; il ne voulait donc pas éclairer l'ami le plus intéressé à connaître ces nouvelles expériences, il ne voulait point prévenir de nouvelles erreurs de sa part ; il méditait de le surprendre par un coup d'assommoir ! C'est un assez joli projet pour un homme qui jouit de toute son intégrité morale* (1) *!*

Au philosophique : Cl. Bernard a eu une fin en contradiction avec tous ses écrits et avec tous les actes antérieurs de sa vie d'homme (2).

Au scientifique : Voici,

(1) Tout ce paragraphe était bordé d'une raie double au crayon, nous l'avons cependant conservé.

(2) Cette phrase a remplacé celle qui était à l'épreuve et que je rétablis ici.

Au philosophique : Tous ou presque tous les travaux de Cl. Bernard portent l'empreinte de la libre pensée, comme ceux de son maître Magendie, on peut même dire du plus pur matérialisme, malgré certaines phrases ambiguës de son dernier ouvrage. Tous les libres penseurs.

maintenant, ce qu'il a fait, d'après ses amis (1) :

Quelle était la question ? Si elle n'était pas facile à résoudre, elle était du moins bien simple dans ses termes :

De quoi s'agissait-il ?

De savoir si les fermentations, et, dans l'espèce, la fermentation alcoolique s'opère à l'aide d'un produit — (nous ne nous embarasserons pas de savoir s'il faut l'appeler ferment soluble ou autrement), — d'un produit *qui se forme dans l'organisation même, dans la substance fermentescible, dans le grain de raisin*, notamment ;

Ou si, au contraire, cette fermentation s'opère *au moyen d'organismes vivants, venus du dehors, au moyen de l'air qui renferme* en suspension *ces organismes ou leurs germes.*

Ce qu'il y a à faire pour trancher la question, c'est d'abord de voir si la matière fermentescible, les grains de raisin, si l'on veut, fermentent à l'abri

tous les matérialistes le réclamaient et le réclament comme un des leurs, quelques-uns comme un de leurs maîtres, sans qu'il ait jamais protesté ; et ce libre penseur, ce chef de la libre pensée est mort comme un marguillier pour qui la science suprême est dans le catéchisme. Les histoires de prétendues violences morales qui lui auraient été faites à son lit de mort ne sont que des histoires auxquelles aucun libre penseur n'expose sa mémoire, encore moins un libre penseur *grand esprit.*

(1) « Claude Bernard, dit M. Berthelot, n'avait pas l'habitude de décrire le détail de ses expériences *avant d'être parvenu à des résultats définitifs.* » On doit donc considérer comme *définitifs* les résultats obtenus par Cl. Bernard, à savoir « *la théorie de M. Pasteur* EST DÉTRUITE, d'autant plus que « ses déclarations, *quelques jours avant sa mort, étaient* TOUT A FAIT *conformes* aux affirmations générales des notes de Saint-Julien. »

Ainsi donc, au jugement de ses amis, et d'amis tels que M. Berthelot, qui n'est pas un *grand esprit*, mais qui est un esprit très ingénieux et très distingué, les notes de Saint-Julien expriment les *résultats définitifs* de Cl. Bernard sur la grande théorie des ferments. Ne l'oublions pas.

du contact de l'air ou dans un air *où il ne pourra exister* d'êtres organisés.

Or, qu'a fait Cl. Bernard, pour résoudre cette question et *détruire*, — un de ses élèves a dit *démolir*, — la théorie de la fermentation par des organismes vivants? Nous ne pouvons ni ne voulons reproduire ici toutes ses expériences, quoiqu'elles ne soient pas très nombreuses; nous nous contenterons donc d'en donner quelques spécimens; nous aurions pu nous contenter d'un seul et dire *ab uno disce omnes*, car toutes, absolument toutes ces expériences se valent.

Expérience sur la formation de l'alcool dans le jus de raisin sans ferment.

(EXPÉRIENCE N° 1)

Le 7 octobre, je prends des raisins blancs pas très mûrs, je les presse immédiatement pour en extraire le jus, que j'examine aussitôt à l'alcooscope. Il n'y a pas sensiblement d'alcool, pas même de stries plates. — Je jette une autre partie du liquide sur un filtre, le liquide filtre en moins d'une heure, dans une chambre où la température est à moins de 10 degrés. Je sépare aussitôt une partie du liquide des parties organiques en suspension qui ont passé à travers le linge, de sorte que cette partie est soustraite à l'action des cellules ou des débris de cellules végétales; je laisse filtrer le reste du liquide. —

Le 9 octobre, tous les liquides étant restés dans la chambre à la température de 9 à 10 degrés, j'examine comparativement le liquide filtré le premier avec le liquide filtré le dernier. Les deux liquides donnent des indices à l'alcooscope; mais il semblerait que le liquide filtré le dernier, c'est-dire resté en contact avec les débris de cellules sur le filtre contient plus d'alcool, ce qui établirait que l'alcool ne se forme que sous l'influence des cellules et non d'un ferment soluble. Il est très important de décider si ce fait est exact ou non pour répondre à la théorie de

Pasteur et juger si elle est fausse ou vraie. — Il faudrait un certain degré de maturité ou un certain temps de contact des cellules mises à l'air pour que le ferment soluble (produit d'altération) se formât.

Une autre partie du jus filtré, le second, c'est-à-dire séparé après trois ou quatre heures de filtration, donne autant d'alcool que le liquide filtré le dernier.

De sorte qu'en somme l'expérience est douteuse, il faut la recommencer avec des raisins plus mûrs et moins mûrs pour voir l'influence de la maturité et des diverses conditions de cette expérience importante.

Je dois ajouter que tous les liquides filtrés n'avaient pas la moindre trace de ferment formé, il y avait seulement des cristaux déposés aux fond des vases.

Conclusion. — Cette expérience démontre que le jus primitivement exempt d'alcool en a formé en dehors de tout contact de cellules ; seulement il reste à décider si la prolongation du contact avec les débris de cellules augmente la quantité d'alcool sans que pour cela il y ait formation de cellules de levure. (*Voir expérience* nº 6.

Nous pourrions faire quelques remarques sur cette expérience *importante* comme l'appelle son auteur, mais comme il renvoie à l'expérience 6, qui en est le complément, nous allons d'abord mettre sous les yeux de nos lecteurs cette expérience 6.

Saint-Julien, 10 octobre.

Expériences sur la fermentation alcoolique. — Recherche d'un ferment soluble alcoolique. — Le jus de raisin forme-t-il de l'alcool indépendamment de la levure de bière?

(EXPÉRIENCE Nº 6)

Le 10 octobre, j'exprime dans un linge clair des grains de raisin noir à peu près mûrs (quoiqu'il y ait encore quelques grains rouges) conservés dans le fruitier depuis huit jours.

J'examine aussitôt le jus non filtré à l'alcooscope, et je constate des traces très douteuses d'alcool. Je conserve ce liquide qu'on filtre après ébullition : c'est le jus n° 0 ; ce jus est filtré, coloré en rose, tandis que le jus non bouilli est légèrement citrin : cela est dû à l'influence de l'ébullition sur la matière colorante du raisin.

La plus grande partie du jus est filtrée à + 10°. Comme la filtration se fait lentement, je sépare le jus passé dans les deux ou trois premières heures ; c'est le jus n° 1. Le reste du jus filtre et sa filtration dure vingt-quatre ou trente-six heures ; c'est le jus n° 2. Enfin une partie du jus n'est pas filtré et est laissé en contact avec les débris de cellules qui ont passé à travers le linge au moment de l'expression des grains de raisin ; c'est le jus n° 3.

Jus n° 0. — Il est laissé à filtrer à 10°.

Jus n° 1. — Est divisé en plusieurs parties.

A. — Une première partie est laissée à + 10°.

B. — Une autre partie, est placée dans ma chambre à 15 ou 18°.

C. — Une troisième partie laissée d'abord dans la chambre à basse température + 10°, est portée ensuite au soleil et passe les nuits dehors.

D. — Une quatrième partie est placée dans l'étuve oscillant entre 15 et 25°.

Jus n° 2. Est laissé à + 10°

Jus n° 3. Egalement.

Le 12 *octobre*. — Tous les jus sont parfaitement limpides, aucun trouble, aucune trace de formation de ferment n'a eu lieu dans aucun d'eux.

Cette année 1877, les fermentations vineuses sont très lentes à se manifester, les cuves restent dix ou douze jours avant d'être tirées.

Le 13 *octobre*. — Le jus conservé dans ma chambre est devenu trouble, renferme un commencement de ferment du vin, et donne énormément d'alcool à l'alcooscope. Les autres liquides conservés à + 10 sont parfaitement limpides et ne renferment pas, à l'alcooscope, sensiblement plus d'alcool que le premier jour.

Il est donc nécessaire de placer le jus dans une température plus élevée ; alors je mets sur mon poêle de faïence, à une douce chaleur, du liquide n° 1, n° 2 et n° 3.

Le liquide n° 3 était dans le fond d'une bouteille et chauffait par une large surface ; il devient, après trois à quatre heures, un peu moins clair; j'attends encore une heure et j'examine à l'alcooscope, il y a des flots d'alcool, mais au microscope je constate des globules de ferment quoique petits et rares. — L'alcool semble donc s'être formé subitement au moment où le liquide est devenu trouble et au moment où les globules de levure allaient se former.

Les liquides n° 1 et n° 2 qui étaient sur le poêle dans des verres, n'étaient pas devenus louches, et ne contenaient pas sensiblement plus d'alcool que la veille.

Conclusion — Il semble y avoir un point où l'alcool se fait subitement. Suivre le phénomène dans d'autres expériences en soumettant le jus à des températures constantes et assez élevées. L'alcool et la levure se formeraient-ils dans un milieu alcoolisé ?

Le 14 octobre. — J'examine le liquide C exposé au soleil; il était devenu trouble et des bulles de gaz se dégageaient; il y avait beaucoup d'alcool, et j'ai constaté au microscope que la levûre s'est développée, mais beaucoup plus grosse que celle qui se forme à l'obscurité dans les étuves. Toutefois, il ne semble pas y avoir plus d'alcool dans ce liquide que lorsque la levûre est chétive et en faible quantité.

Une autre conclusion est que la température a une influence considérable sur la formation de la levûre et de l'alcool; en tenir compte dans les expériences ultérieures.

Voilà donc cette expérience n° 6, complément démonstratif de l'expérience n° 4 ; démonstratif de quoi ? Cl. Bernard nous l'a dit : « Les deux liquides donnent des indices à l'alcooscope ; mais *il semblerait* » — (car dans ces expériences, comme nous le dirons plus loin, *il semble* toujours, *il parait*, *il est douteux*, *il est très dou-*

teux; jamais on ne voit : *c'est* ou *ce n'est pas ;* on ne trouve des affirmations que là où elles ne devraient pas être, c'est-à-dire dans les conclusions ; mais passons), « *il semblerait* que le liquide filtré le dernier, c'est-à-dire resté en contact avec des cellules ou débris de cellules sur le filtre, contient plus d'alcool, ce qui *établirait* que l'alcool ne se produit que sous l'influence des cellules et non d'un ferment soluble. IL EST TRÈS IMPORTANT *de décider si ce fait est exact ou non pour répondre à la théorie de M. Pasteur* ET JUGER SI ELLE EST FAUSSE OU VRAIE. »

On se demande vraiment si l'on rêve, quand on voit de pareils raisonnements sortir de ce que des amis, qui ne sont pas eux mêmes des niais, osent appeler un *grand esprit !*

Ainsi : S'il y avait un peu plus d'alcool formé dans un jus resté en contact avec des cellules que dans celui qui filtre immédiatement, il en résulterait que *l'alcool ne se produit que sous l'influence des cellules !* dans quelle officine de sophistes et d'ergoteurs pourrait-on imaginer une pareille divagation ? Et celle-ci :

« Il est *très important* de décider si le fait est exact *pour juger si la théorie* de M. Pasteur est fausse ! » Or, quelle est la théorie de M. Pasteur ? Répétons-le encore une fois : c'est que la fermentation alcoolique — pour ne parler que de celle-là — s'accomplit *par l'action de corps organisés vivants*, qui se trouvent dans l'air, qui entrent avec l'air dans la substance fermentescible, et qui n'y entrent plus quand on fait passer cet air à travers un bon filtre ou à travers une température ou un milieu qui détruit ces organismes.

Et pour *décider* si cela est vrai ou faux, qu'est-ce que Cl. Bernard demande ? Il demande — et la réponse lui suffirait — s'il se forme un peu plus d'alcool dans un jus de raisin qui est resté en contact avec les cellules du grain que dans celui qui a été filtré aussitôt après l'écrasement de ce grain! Les plaisants citent souvent l'énoncé de ce problème: les dimensions d'un navire étant données, ainsi que la hauteur des mâts, la force et le nombre des cordages, chercher l'âge du capitaine! Ce problème est vraiment de même force ou peu s'en faut, que celui de Cl. Bernard!

Enfin, quelle que soit la signification de cette influence des cellules, les épreuves de cette expérience n° 4 ne l'établissent pas clairement, et, « en somme, dit Bernard, *l'expérience est douteuse; il faut la recommencer* ». Seulement, dans la conclusion, cette expérience, « *douteuse* », « DÉMONTRE que le jus primitivement exempt d'alcool en a formé *en dehors de tout contact* DE CELLULES; il reste uniquement à décider » — (il ne reste que cela pour Cl. Bernard) — « si la prolongation du contact avec les débris des cellules augmente la quantité d'alcool, sans que pour cela il y ait formation de cellules de levure! » Et pour cette *seule chose*, qui reste à décider, Bernard renvoie à l'expérience n° 6. Voyons donc ce que *décide* cette expérience.

D'abord, elle ne décide rien; elle ne parle même pas de celle qu'elle devait décider, à savoir s'il se forme plus d'alcool dans le jus laissé en contact avec les cellules que dans celui qui a filtré immédiatement après l'écrasement du grain. Voilà donc ce fait, *très important, décisif*, qui reste douteux comme devant, ce qui, du reste, n'est pas un grand malheur pour l'éclaircissement de la question en litige.

En revanche voici ce qu'on trouve dans ce gâchis de jus de l'expérience 6 —

jus nº 0, jus nº 1, jus nº 2, jus nº 3, jus A, jus B, jus C jus D; — on y trouve cette conclusion de Cl. Bernard : « que la température a une influence considérable sur la formation de la levure et de l'alcool », c'est-à-dire de la fermentation ! C'est sans doute une des *découvertes* signalées par M. Berthelot, et qui est d'autant plus positive qu'elle est renouvelée de Noé et de tous les vignerons de la terre !

On y trouve encore qu'en même temps que l'alcool (en quantité notable) on trouve toujours dans les jus de la levure, ou, en d'autres termes, un ferment organisé. On y trouve cette quasi affirmation que cette levure, ce ferment apparait en même temps ou peu après la formation de l'alcool, c'est-à-dire le commencement de la fermentation ; mais pour prouver cette affirmation timide, on ne trouve pas même l'ombre d'une preuve !

On y trouve encore cette question étrange, véritablement dénuée de sens : « L'alcool et la levure se formeraient-ils dans un milieu alcoolisé ? » Qu'est-ce que cela veut dire ? est-ce que la fermentation alcoolique s'est jamais arrêtée dans une cuve de vigneron, après les premiers grammes d'alcool formé ?

On trouve neuf observations semblables, et c'est tout le travail, ce sont là toutes les *découvertes* de Cl. Bernard dont parle M. Berthelot ! N'est-ce pas vraiment le cas, après de pareilles questions, de dire avec M. Pasteur : « *Cl. Bernard ne paraît avoir compris ni les preuves, ni la portée de ma doctrine.* » Qui ne trouvera le mot *paraît* bien académique, s'adressant à un adversaire qui, se fondant sur des expériences ou mal conçues, ou mal exécutées, ou faussement interprétées ou douteuses, — presque toujours de l'aveu de l'auteur, — ou étrangères à la question, ou même dénuées de sens, conclut fièrement : « *La théorie de M. Pasteur est détruite !* »

Quelle différence entre ces expériences, compliquées, obscures, douteuses, et l'expérience suivante, simple, claire, limpide, élégante, concluante que M. Pasteur leur oppose.

L'observation et l'expérience n'avaient pas seulement appris à M. Pasteur que la fermentation alcoolique était effectuée par des ferments figurés vivants : il s'était aperçu que ces agents de fermentation n'apparaissent sur les grains de raisin qu'à l'approche de la maturité. Que fait alors M. Pasteur ? Pendant que les raisins sont encore verts, il couvre quelques mètres carrés de vignes d'une serre hermétiquement close, et même, pour plus de sûreté, il entoure certaines grappes de coton soumis à une température de 150 à 200 degrés pour détruire tous les germes de ferments qui pourraient y exister. Il attend la maturité, et il cueille des raisins privés de ferments, qu'il apporte à Paris, qu'il présente à l'Académie même, et qui, écrasés et placés dans de l'air pur et dans une température favorable à la fermentation, ne fermentent pas ; et pour qu'on ne puisse croire que ce sont des raisins qui sont incapables de fermenter, M. Pasteur remplace l'atmosphère d'air purifié qui les entoure par une atmosphère d'air ordinaire où flottent des germes de ferments, et aussitôt la fermentation s'opère ! Quoi de plus simple, quoi de plus clair, quoi de plus net et de plus concluant ? Nous pourrions ajouter quoi de plus pittoresque que de voir, au milieu d'une vigne couverte de raisins qui fermentent, un petit carré de ceps dont les fruits se garderaient presque indéfiniment sans s'altérer, ou tout au moins sans fermenter ? Comment devant cet admirable résultat, ne pas s'associer aux réflexions et aux remarques suivantes de M. Pasteur :

« Qui oserait douter qu'un jour viendra où des mesures préventives d'une application facile arrêteront ces fléaux qui, tout à coup, désolent et terrifient les populations, telle l'effroyable peste qui a envahi récemment le Sénégal et la vallée du Mississipi. »

Ces espérances, nous n'avons pas besoin de le dire puisque nous l'avons dit depuis longtemps, sont les nôtres, et si elles se réalisent jamais, l'acide phénique n'y aura pas été étranger.

Mais revenons en quelques mots sur le travail de Cl. Bernard, sur son intelligence et sa sévérité, car Cl. Bernard passe pour un modèle de sévérité dans l'interprétation des faits et de ses expériences. Or, voici comment il procède dans celles qu'on vient de publier et qu'il a faites *dans toute la force de son génie expérimentateur*, suivant l'expression de son ami Berthelot.

On a vu comment ont été conduites celles que nous avons reproduites; les autres leur ressemblent parfaitement. Au milieu de cette confusion la démonstration que la fermentation s'opère par un ferment soluble renfermé normalement dans le grain de raisin — quand il s'agit de fermentation vineuse — ne marchait pas vite, on le comprend; l'expérimentateur s'embarrassait dans ses expériences et ne savait pas très bien comment en sortir.

« En résumé, dit-il, il *s'agirait* de pouvoir faire avec le jus de raisin séparé et filtré apparaître de l'alcool en grande quantité sans germes. » Sans germes, oui, il ne s'agit que de cela, *que le jus soit ou non filtré*, et cela, M. Cl. Bernard n'a pu le faire ; mais quoique n'ayant pu le faire, il déclare que « cela *doit* être possible », et par une bonne raison, « car — pesez bien ce car — *car* IL FAUT *prouver que la formation de l'alcool est indépendante de la présence de* TOUTE CELLULE ; » de toute cellule, ce n'est pas le mot ni la chose, mais de tout ferment vivant. Voilà *ce qu'il faut* prouver, et comme il faut le prouver, cela *doit* être prouvé, et même cela EST prouvé ; *car* la dernière conclusion de Cl. Bernard n'est pas que la doctrine de M. Pasteur *doit être* détruite, mais bien qu'elle EST détruite.

Quant à l'intelligence expérimentale de Cl. Bernard, elle est exactement proportionnée à la sévérité de sa logique ; il croit que la théorie de M. Pasteur serait détruite, s'il était démontré qu'il se forme plus d'alcool dans le jus de raisin filtré que dans celui qui ne l'est pas et qui reste en contact avec des *cellules ;* mais qu'est-ce que la filtration a affaire avec la théorie de M. Pasteur ? Pour M. Pasteur, le jus ne fermente pas plus quand il est en contact avec des *cellules* que quand il n'y est pas, pourvu qu'il ne soit pas en contact avec de l'air contenant des germes. M. Pasteur a écrasé des grains de raisins non fermentescibles qu'il avait apportés de sa vigne du Jura ; ils n'ont pas plus fermenté non filtrés que filtrés. Cl. Bernard n'a donc pas même compris quelle expérience il y avait à faire pour prouver que M. Pasteur avait tort ou raison. Nous avons rappelé ailleurs (voir *le Voltaire* du 7 janvier 1879) une expérience de Cl. Bernard généralement inconnue, mais qu'il ne faut pas oublier. C'était en 1842. On discutait sur la question de savoir si la fièvre, l'infection purulente, étaient ou non produites par l'introduction du pus dans les veines. Aran et Cl. Bernard résolurent de juger la question expérimentalement : ils injectèrent quelques grammes de pus dans les veines de 4 ou 5 animaux, et les sacrifièrent 6, 4, 3 et même *deux heures* après l'injection, et cherchèrent s'il existait des abcès dans les poumons, le foie, le cerveau, etc. ! Comme on le pense bien, ils n'en trouvèrent point, et ils conclurent que l'introduction du pus dans les veines ne produit pas des abcès multiples ! Certes, loin de nous la pensée que Cl. Bernard se soit toujours montré expérimentateur inintelligent, médecin et physiologiste aussi médiocre; il a au contraire fait des expériences très ingénieuses et en a tiré des conséquences fécondes et parfois assez élevées ; mais des bornes qu'il n'a pas dépassées à un grand esprit la distance est considérable, trop considérable pour que ses amis aient pu trouver en lui un adversaire réellement digne de M. Pasteur. En fait de découvertes, au pluriel, dont parle M. Berthelot, il n'y en a qu'une dans l'œuvre posthume de Cl. Bernard, celle qui est renouvelée de Noé, relative à la nécessité d'une certaine température pour l'opération de la fermentation, et cette découverte n'est vraiment pas de celles dont on doive parler.

Est-ce parce que M. Berthelot a senti l'insuffisance de Cl. Bernard, qu'il se mêle lui-même au tournoi et qu'il a voulu rompre une lance contre M. Pasteur ? Le mobile importe peu ; ce qui importe, c'est la façon dont M. Berthelot a engagé et soutenu la lutte. Cette façon n'est pas heureuse, et M. Berthelot laissera plus d'une plume sur le champ de bataille. M. Berthelot a combattu à l'aide de deux manœuvres, — et nous n'avons pas besoin de dire que nous prenons ce mot dans la bonne acception, le caractère de M. Berthelot n'en permettant pas d'autre. — Moins tranchant que Cl. Bernard, parce qu'il ne se croit pas peut-être autant d'autorité, il n'a pas dit que la fermentation *doit* être due à un ferment soluble et que le ferment soluble *doit* exister; il s'est borné à dire qu'il existe *probablement*. Mais, lui fait-on remarquer, probablement, ce n'est pas certainement, et ce ferment, ni M. Berthelot, ni personne ne l'a jamais constaté. C'est vrai, répond M. Berthelot, mais c'est que probablement ce ferment soluble se consomme à mesure qu'il se produit. A quoi on fait observer à M. Berthelot que ce n'est là qu'une hypothèse gratuite, qui ne mérite aucun crédit, tant que le ferment supposé n'aura pas été constaté. A cette objection, M. Berthelot répond qu'il se présentera probablement des circonstances où ce ferment se produira en quantité plus considérable qu'il ne s'en consommera, et qu'alors on pourra le constater. Singulière argumentation pour un chimiste qui se donne comme le représentant le plus pur de la méthode et des *sciences expérimentales*, argumentation que M. Pasteur a caractérisée lui-même avec autant d'esprit que de raison par cette brève et exacte analyse :

« M. Berthelot est l'auteur de trois hypothèses :

« 1° Dans la fermentation, il se produit *peut-être* un ferment alcoolique soluble ;

« 2° Ce ferment soluble se consomme *peut-être*, au fur et à mesure de sa production ;

« 3° Il existe *peut-être* des conditions dans lesquelles ce ferment hypothétique se produirait en dose plus considérable que la quantité détruite. »

On peut aller loin avec de pareilles hypothèses, mais il est difficile de croire qu'on puisse détruire les démonstrations positives de M. Pasteur.

M. Berthelot ne paraît pas, d'ailleurs, y avoir lui-même grande confiance, et c'est sans doute pour cela qu'il a eu recours à la seconde manœuvre que son autorité de chimiste pouvait rendre plus dangereuse.

On sait que, pour M. Pasteur, les ferments sont des corps vivants, qui vivent hors du contact de l'oxygène libre à l'air et aux dépens de l'oxygène combiné des matières fermentescibles qu'ils décomposent, et c'est même pour cela qu'ils sont des ferments; M. Pasteur appelle ces êtres *anaérobies* par opposition aux *aérobies* qui vivent dans l'oxygène libre. C'est contre cette opinion que M. Berthelot a dirigé une argumentation chimique : Si les ferments vivent aux dépens de l'oxygène des matières fermentescibles, dit M. Berthelot, les produits de la décomposition ne doivent pas représenter les éléments de la substance décomposée; il doit nécessairement y manquer de l'oxygène. Or, c'est ce qui n'a pas lieu : par exemple l'alcool et l'acide carbonique représentent le glucose.

Il y a bien des remarques à faire sur cette objection indirecte, qui se comprendrait de la part d'un rationaliste, — comme nous avons la prétention de l'être dans ce journal, — mais qui est un peu inattendue venant d'un expérimentateur pur. En tous cas, l'objection est doublement vicieuse.

Elle l'est, d'abord, parce que la question n'est pas de savoir comment naissent, vivent et meurent les anaérobies, question très intéressante, sans contredit, et qu'on résoudra peut-être un jour, il faut l'espérer, mais bien de savoir si les fermentations peuvent avoir lieu sans l'intervention de ces êtres. Or, c'est cette dernière question que M. Pasteur a résolue, en attendant que quelqu'un ou lui-même résolve les autres; mais il a eu raison de dire et nous répèterons après lui : « Depuis quand un progrès acquis peut-il être compromis par un progrès qui ne l'est pas encore? »

Mais l'argumentation de M. Berthelot est vicieuse sur un second point, plus important encore, s'il est possible, que le précédent, un point capital auquel s'attachent comme M. Berthelot, comme Cl. Bernard, tous les adversaires petits et grands de la fermentation par des êtres organisés. Tous ces adversaires croient que si l'on arrivait *à établir* la réalité d'un ferment soluble, la théorie de M. Pasteur serait *détruite*. Cl. Bernard, comme on l'a vu, croit même qu'elle est détruite, quoique le ferment soluble soit seulement probable ;— pourquoi serait-elle détruite ? Ils ne le disent pas, nous ne le devinons pas, et M. Pasteur ne le devine pas lui-même : « C'est toujours une énigme pour moi, dit-il, que l'on puisse croire que je serais gêné par la découverte de ferments solubles dans les fermentations proprement dites ou par la fermentation de l'alcool à l'aide du sucre, indépendamment des cellules. Je ne vois pas que la présence de ces substances solubles, si elle était constatée, puisse rien changer aux conclusions de mes travaux, et moins encore si de l'alcool prenait naissance dans une action d'électrolyse. On est d'accord avec moi lorsqu'on accepte :

« 1° Que les fermentations proprement dites ont pour condition absolue la présence d'organismes microscopiques ;

« 2° Que ces organismes ne sont pas d'origine spontanée ;

« 3° Que la vie de tout organisme qui peut s'accomplir en dehors de l'oxygène est soudainement concomitante avec des actes de fermentation, qu'il en est ainsi de toute cellule qui continue de produire des actions chimiques hors du contact de l'oxygène. »

M. Pasteur a eu raison de dire qu'on n'a opposé que des hypothèses à ces trois points essentiels, et qu'il peut, par conséquent, les considérer comme inébranlablement acquis.

Nous croyons surtout qu'on peut considérer comme à l'abri de toute contestation les deux premiers, notamment le second qui intéresse le plus le médecin et sur lequel, pour ce motif, nous ajouterons quelques mots de raisonnement, et de raisonnement qui ne nous paraît pas moins concluant que que les meilleures expériences.

Cl. Bernard et d'autres avant lui ou à sa suite, pensait, — et c'est là le *criterium* de sa carrière expérimentale, du moins de la dernière moitié de cette carrière, — que tous les actes de chimie physiologique constituante ou organisatrice ou de nutrition étaient des actes de chimie *vitale*, et tous les actes de chimie déconstituante, ou désorganisatrice ou de dénutrition étaient des actes de chimie morte ou inorganique.

Nous ne dirons pas que ce soit là une vue de *grand esprit*, mais c'est évidemment une vue ingénieuse, et même assez séduisante *a priori*, en ce qui concerne les actes purement physiologiques. Ainsi, les actes de nutrition se font par l'action de la force vitale, — ce qui est d'ailleurs évident de soi, — et tous les actes de dénutrition s'exécutent par l'action des forces physico-chimiques. Dans cette doctrine il faut pourtant admettre que les agents de cette chimie morte sont préparés *ad hoc* par des opérations de chimie vitale, sans quoi il faudrait admettre qu'ils viennent de dehors, ce qui rendrait les actes de dénutrition, — tout aussi nécessaires que les autres, — exposés à des hasards, ou bien ce qui tomberait dans la théorie de M. Pasteur, pure ou modifiée. Physiologiquement donc, cette doctrine ne saurait séduire longtemps. Mais c'est bien autre chose quand on la considère pathologiquement.

A ce point de vue, capital puisque la vie y est en jeu, il faudrait admettre que les cellules normales de nos tissus préparent d'avance, secrètent si l'on veut, tous les produits dont la fermentation peut altérer, détruire nos solides et nos liquides par des réactions purement chimico-physiques, qu'on le remarque bien, c'est-à-dire par des réactions fatales, comme les effets de la gravitation et de l'affinité. Ainsi, dans cette doctrine, les fonctions de la vie ont pour but de préparer incessamment des agents, des germes de mort. On se demande comment la vie peut subsister, ou plutôt on se demande comment une pareille doctrine peut germer dans un cerveau sain !

Eh bien, et c'est par là que nous terminerons, Cl. Bernard a raisonné dans ce cas, *au terme de sa vie*, comme il a raisonné lors des expériences tentées *au début de sa carrière*, pour résoudre la question de l'infection purulente ; il n'a pas varié, il a été rigoureusement le même, et en cela les girouettes peuvent lui reprocher ce mérite réel : il a cru, à l'exemple, d'ailleurs, de la presque universalité des physiologistes, que l'on pouvait faire de la bonne physiologie en l'absence *de toute notion* (1) ou de notions sérieuses de pathologie. C'est une immense erreur, erreur relevée bien des fois par notre savant maître, le professeur Sédillot : La physiologie, a-t-il écrit et nous disait-il souvent, la physiologie se croit la directrice suprême de la chirurgie — (et nous dirons à plus forte raison

(1) Rayé par M. Pasteur.

de la médecine), — elle n'en est et n'en doit être que l'une des lumières, lumière précieuse sans doute, dont le concours est de la plus haute utilité, sinon indispensable, mais enfin, c'est un adjuvant, qui, par conséquent, doit suivre les leçons de sa supérieure avant de lui en donner.

Nous aurons plus d'une fois, dans ce journal, l'occasion de montrer combien ces préceptes, cette doctrine de notre célèbre maître sont justifiés par les applications de la méthode antifermentative, et combien ils conduisent mieux que la doctrine opposée à la médecine et à la chirurgie qui guérissent et non à la médecine et à la chirurgie qui expérimentent ou qui contemplent.

Dr DÉCLAT.

Dans ce cas particulier je suis tellement persuadé de la sincérité des scrupules de M. Pasteur (voir sa lettre dans le *Manuel de médecine antiseptique*, (Avant-propos, p. 11-12), que je doute qu'il m'ait su beaucoup de gré d'avoir si ardemment pris la défense de ses théories.

Mais il n'importe guère. Si l'on répétait du fond du cœur et non du bout des lèvres la célèbre devise : « Fais ce que dois, advienne que pourra », si surtout on la mettait plus sincèrement en pratique, la vie serait plus noble et plus belle.

Pour moi, je me suis résigné aux conséquences de mon tempérament et de mon caractère. Si j'ai eu beaucoup d'ennemis, j'ai trouvé dans ma carrière des amitiés précieuses et durables, que la mort seule m'a enlevées, celle de mon maître Sédillot, celle de Marchal de Calvi, celle de Trousseau. Ces noms sont pour moi *instar omnium*, et je suis si pleinement satisfait de mon lot que je ne veux pas même me rappeler les noms de mes détracteurs, morts ou vivants. J'ai si peu de haine pour eux que je veux consacrer le reste de mes jours à leur rendre un dernier service. Il y a dans notre code un article injurieux pour la corporation des médecins. Je veux essayer de les soustraire à l'humiliante protection d'une loi qui, pour les mettre à l'abri du soupçon, les déclare suspects *à priori*. Si j'y réussis, j'estimerai ma carrière heureusement terminée. Si j'échoue, je me contenterai de l'honneur de la tentative.

LA LOI

DES FORMATIONS ET DES TRANSFORMATIONS ORGANIQUES

Tous les corps, y compris les corps vivants, microscopiques ou non, sont sous l'influence, disons mieux, sous l'action de deux électricités, négative et positive, dont la combinaison constitue l'électricité neutre ; les deux électricités se partagent l'empire des principes récrémentitiels, ou réparateurs des éléments que les mouvements de la vie ont rendus impropres à son entretien : les principes récrémentitiels végétaux sont acides ou d'électricité positive, ceux des animaux, alcalins ou d'électricité négative(1).

Y a-t-il un lien, et quel lien, entre ces deux grandes lois qui, pas plus qu'aucune autre loi naturelle, ne

(1) Le *chénopodium vulvaria* paraît faire exception, mais nous sommes convaincu, que ses liquides ammoniacaux sont des produits excrémentitiels et non récrémentitiels.

peuvent être l'effet du hasard? Les ferments ou microbes, ou tels autres noms qu'on voudra leur donner (mais, en tous cas, corps animés), peuvent-ils modifier, altérer les principes réparateurs des animaux de manière à produire tel ou tel état morbide, herpétisme, rhumatisme, nervosisme, diathèses calculeuses, etc.)?

S'il m'était donné de recommencer ma carrière, c'est à cette recherche que je consacrerais ma vie, en partant du point où j'ai conduit la science pathologique et thérapeutique. Je suis obligé de laisser à des successeurs cette tâche grande et non moins ardue, mais aussi, je le crois, féconde pour la thérapeutique. Je crois aussi pouvoir dire que ceux qui l'entreprendront devront se laisser guider par l'induction et par l'analogie, autant que par l'observation directe. C'est à l'aide de ces deux grands instruments que je suis principalement arrivé à fonder la méthode antifermentative, qu'on préfère généralement aujourd'hui appeler antiseptique (1), et à soutenir, à propos surtout de rage et de maladies contagieuses, la supériorité, dans certains cas, de l'induction et de l'analogie, sur l'observation directe, doctrine que M. Pasteur lui-même m'a justifié d'avoir soutenue

(1) Peut-être pour détourner la connaissance de son origine et s'en attribuer plus facilement la paternité.

contre lui (1). C'est conformément à cette même doctrine que j'ai pu exposer dans mon manuel de médecine antiseptique (*Livre utile*, page 305), une théorie sur la circulation nerveuse dont le cerveau est le centre moteur, théorie que les recherches ultérieures confirmeront, j'en ai la conviction.

(1) Page 4 du *Livre utile*.

Dr DÉCLAT.

AVERTISSEMENT

Notre journal, la *Médecine des Ferments* (1874-1891), forme la continuation de nos publications antérieures, dont les principales sont :

1° NOUVELLES APPLICATIONS DE L'ACIDE PHÉNIQUE EN MÉDECINE ET EN CHIRURGIE, grand in-8, Delahaye. Paris, 1865;

2° TRAITÉ DES MALADIES DE LA LANGUE, DES TUMEURS ET DES CANCERS, grand in-8;

3° TRAITEMENT ANTISEPTIQUE DES MALADIES DE LA PEAU (cancroïdes, catarrhes, syphilis, etc.), 3e éd. Paris, Lemerre, 1882;

4° TRAITÉ DE L'ACIDE PHÉNIQUE, in-8, 1.100 pages. Lemerre, Paris, 1874.

Cet ouvrage comprend plusieurs traités publiés isolément, entre autres:

DE LA CURATION DU CHARBON, DE LA COCOTTE, etc. 1872;

De la curation des maladies de la peau, dartres, etc. 1872;

De la curation de quelques-unes des maladies les plus fréquentes : coqueluche, croup, fièvre typhoïde, etc. 1873;

Nouvelle méthode de traitement des fièvres intermittentes, 1873;

Traitement des plaies par l'acide phénique pendant le siège de Paris. 1873.

La *Médecine des Ferments* est comme la transition entre ces ouvrages et notre dernier livre, intitulé :

Un livre utile. Manuel de médecine antiseptique. Applications de l'acide phénique et de ses composés. O. Doin, place de l'Odéon. Paris, 1890.

Le présent ouvrage est surtout une *Revue* des quarante numéros de la *Médecine des Ferments* parus en 1890. Il a pour but de former une sorte de catalogue méthodique et historique des études publiées par nous au jour le jour pendant seize ans, et surtout de mettre à la disposition des lecteurs de notre *Manuel* un résumé des observations et guérisons qui n'ont pu trouver place dans ce livre, mais que nous jugeons utiles, sinon nécessaires, pour justifier nos traitements et nos indications thérapeutiques.

Pour faire de cette *Revue* un répertoire utilisable, nous récapitulons, en suivant l'ordre alphabétique, les diverses maladies dont nous nous sommes occupé. Aux observations publiées dans notre journal nous en avons joint quelques-unes déjà imprimées dans nos précédents volumes, et quelques autres inédites.

Des renvois aux ouvrages cités plus haut permettront à nos lecteurs de se rendre compte de l'ensemble de nos études sur les diverses maladies et l'action des médicaments.

Les traitements que nous relatons aux diverses observations antérieures à 1890 doivent toujours, quelque succès qu'ils aient donné, être contrôlés et au besoin complétés sur les indications de notre *Manuel* de 1890, où sont résumées toutes les modifications et améliorations que l'expérience et la pratique de tous les jours ont pu nous suggérer.

Abcès. — V. TRAITÉ 1874, pp. 818-819. MANUEL 1890, pp. 71, 73, et 363-364 pour les traitements.

Nous n'avons pas relaté dans notre journal les cas nombreux d'abcès *chauds* traités et guéris par l'antisepsie. D'ordinaire ces abcès, une fois ouverts, vidés, lavés de liquides antiseptiques, drainés au besoin et pansés à la vitelline phéniquée, guérissent sans accidents. Mais une observation du plus haut intérêt que nous devons à l'obligeance du Dr J. Malgat, de Nice, nous démontre que l'antisepsie suffit à guérir des abcès graves sans qu'on ait besoin de les ouvrir ni de les drainer.

Quant aux abcès froids, le plus souvent d'origine tuberculeuse, nous en avons publié deux observations qui nous ont paru mériter d'être connues, l'une parce qu'elle est rédigée par le malade lui-même, l'autre à cause de la marche même et du processus de la maladie.

Nous en résumons les points saillants.

ABCÈS DE LA FOSSE ILIAQUE GAUCHE. *Communication du Dr J. Malgat*, de Nice, n° 35 (1888).

Femme de 42 ans, rentière, a subi la ménopause

à 40 ans, n'a souffert que de fièvres intermittentes à l'âge de 22 ans. En février 1887, rhumatismes articulaires; après guérison, fièvre tierce. En juillet, tumeur au rebord des fausses côtes à gauche, douleurs violentes dans l'hypocondre et la cuisse. Le trocart et l'aspirateur de Potain ne font sortir de la tumeur qu'un peu de sang. Perte de l'appétit, douleurs, accroissement de la tumeur, fièvre. Au 15 septembre, au moment où le Dr J. Malgat est appelé, il constate 130 pulsations ; thermomètre, 39° ; tumeur iliaque du volume d'une tête d'enfant, pus sortant par l'ouverture du trocart, douleurs violentes dans la fosse iliaque, intolérables au moindre mouvement de la jambe; cuisse gauche gonflée et douloureuse ; empâtement du bassin à gauche; frissons quotidiens. La malade se refuse à toute nouvelle tentative au trocart. — Traitement : Tous les jours 3 cuillerées de sirop *iodo-ph.*, et injection *dans la tumeur même* de notre solution d'*ac. ph.* Le 25, diminution de la tumeur, amélioration générale. Le 30, frissons disparus. Le 3 octobre, la tumeur n'est plus apparente; 100 pulsations, plus de douleurs dans la fosse iliaque ni à la jambe. Le 4, commencement de convalescence ; température 37°, 80 pulsations. Le 6, nourriture solide. Le 8, état satisfaisant, maladie terminée. Le Dr J. Malgat, en nous faisant remarquer qu'il n'a pas eu besoin d'ouvrir ni de drainer l'abcès, termine en ces termes sa communication : « Je regarde cette cure comme un des plus beaux triomphes de la médecine des antiferments. »

N° 26 (1883). — Hôpital San-Francisco, New-York, service du Dr Shrady. — Suppuration extensive et continue due à un abcès iliaque. Malade couché depuis plusieurs mois. En deux semaines de traitement antiseptique interne et hypodermique (méthode Déclat), le pus diminue; en six semaines le malade peut parcourir la salle. Les fistules sont en voie de guérison. (*Médical Record*, 1883.)

ABCÈS FROIDS TUBERCULEUX.

Observations. — Adolescent de 16 à 17 ans.

1° Douleur au niveau du sein gauche paraissant et disparaissant à plusieurs reprises, s'étendant, à la récidive, jusque dans le ventre ; gêne de la respiration.

Deux mois après, la douleur est dans le dos entre les épaules. Deux autres mois après, elle est au côté droit, au point où devait se former l'abcès. Elle passe aux jambes, aux reins, aux vertèbres lombaires ; insensible pendant la marche, vive après ou aux arrêts. Le côté droit, six mois plus tard, commence à grossir. Affaiblissement, perte d'appétit, fièvre chaque soir, toux sèche. — Quand le malade nous fut confié, quinze mois environ après l'apparition de la première douleur, l'abcès s'étendait au-dessous du sein jusqu'au ventre. Nous commençons le traitement.

Le matin, 1 cuillerée *huile de foie de morue phéniquée.* — A midi et le soir, une cuillerée de sirop *iodo-ph.* — Tous les jours, *inj. hyp.* d'*iodo-ph.*, et une fumigation au *glyco-phénique* et aux feuilles d'*eucalyptus.* Tous les soirs, friction et massage le long de la colonne vertébrale avec la *vitelline phéniquée.* — Le soir et la nuit, au moment de la fièvre, une cuillerée de sirop au *phénate d'ammoniaque.* En 15 jours l'abcès diminué a repris sa position primitive au côté droit ; le malade, dont le poids décroissait tous les jours, a gagné 3 kilog. Un mois après, apparition d'un abcès en formation à un point symétrique du côté gauche. Au traitement nous joignons des pointes de feu sur les deux abcès. L'abcès de gauche est enrayé, celui de droite ramolli. En cessant les pointes de feu, nous faisons pratiquer dans les deux tumeurs mêmes des injections alternées d'*ac. ph.* et d'*iodo-ph.* Disparition complète de la tumeur de gauche en 15 jours. Quelque temps après, à la suite d'une injection d'*ac. ph.*, l'abcès de droite s'ouvre, on le presse, le pus s'écoule en abondance. En 15 jours, il est complètement vidé. Les traces subsistent quelque temps, mais les forces, l'embonpoint, le sommeil sans fièvre sont revenus. A la date du 7 février 1888, le malade, encore écolier quand il avait commencé son traitement, aujourd'hui étudiant, nous écrivait: « *Il ne me reste que le souvenir de la maladie passée.* » Il avait été menacé de la résection d'une côte par les médecins qui l'avaient soigné avant nous. M. R... nous écrit, en janvier 1891, que la guérison persiste.

2° Mme B., maîtresse d'atelier, 25 ans en 1860.

Tuberculose des poumons, soignée par les moyens ordinaires de 1860 à 1864, date où nous commençâmes le traitement antiseptique : sirop et inj. hyp. d'*ac. ph.*, qui amènent une amélioration rapide et permettent la reprise du travail sans fatigue. Au bout de quelques mois, grosseurs aux bras près de l'épaule : fluctuation, douleurs assez vives. Injections d'*ac. ph. dans les grosseurs*, dont une seule persista, laissa sortir par le point où se pratiquaient les injections un liquide séreux, et, bientôt après, se ferma pour ne plus reparaître. La malade, depuis 22 ans, se tient sous l'influence de l'acide phénique sans accidents nouveaux.

Les faits qui précèdent prouvent que l'acide phénique, soit seul, soit associé à d'autres antiseptiques, est également puissant contre le ferment des abcès chauds et contre celui de la tuberculose. Tout naturellement il vient plus aisément à bout d'une affection aiguë, c'est-à-dire d'une fermentation à évolution rapide, que d'un ferment chronique : c'est une observation sur laquelle nous aurons à insister à propos de la phtisie galopante.

On voit également que, loin d'être dangereuses, les injections faites *dans les tumeurs mêmes* suffisent soit à les résoudre sans ouverture, soit à les tarir promptement si elles sont ouvertes.

Acné. — V. TRAITÉ 1874, pp. 257-263. *Manuel* 1890, pp. 73-74, pour les traitements.

Un seul cas d'*acné indurata* est relaté dans la *Médecine des Ferments*, n° 18 (1879).

La malade avait eu, vers 15 ou 16 ans, des pellicules à la tête et on l'avait traitée au sulfure de potasse. A quelque temps de là, elle vit paraître l'acné. Elle consulta sept ou huit médecins, parmi lesquels une célébrité parisienne : les pommades soufrées, les eaux sulfureuses, les tisanes et pilules dépuratives, l'iodure de potassium, l'eau de Labassère, tout fut inutile pendant plus de trois ans. Consulté par correspondance à ce moment, j'ordonnai : 1° lavage des boutons à l'*eau de Montecristo;* application d'une compresse de *glyco-phénique* dans quatre parties d'huile ; 2° chaque jour trois cuillerées de sirop *d'ac. ph.*, et de sirop *sulfo-ph.*, alternativement.

Deux mois plus tard, notre correspondante nous faisait part de sa guérison. Il ne lui restait que quelques places un peu plus roses que le reste de la peau, bien qu'elle reconnût n'avoir pas, du moins dans le commencement, suivi le traitement indiqué avec toute la régularité voulue.

Albuminurie. — V. MANUEL 1890, pp. 75, 87.

L'albuminurie aiguë est d'ordinaire symptomatique et disparaît avec la maladie dont elle est un accident. Dans les cas où elle peut être considérée comme spécifique, elle peut guérir par le traitement phéniqué, aussi bien que l'albuminurie chronique.

Deux observations dans le n° 31 (1886), dues à l'obligeance du Dr de Caillol, de *Los Angeles*, Californie.

Il indique d'une façon générale la guérison d'une *albuminurie aiguë* en deux mois, et celle d'une *albuminurie chronique*, dont était affecté depuis deux ans un malade de 50 ans. Le mal a cédé en trois mois aux injections hypodermiques et aux sirops *phéniqués*, auxquels il a adjoint de faibles doses de phosphate de chaux et quelques gouttes de pilocarpine. Avec les inj. hyp. d'*ac. ph.* et d'*iodo-ph.*, nous recommandons le régime lacté absolu, le lait étant sucré au sirop d'*ac. ph.* ; les reconstituants : sang à l'abattoir, élixir *phospho-ammoniacal*, et à la fin de la maladie demi-cure au *sulfo-ph.*

Ce traitement est le plus efficace de tous ceux qu'on préconise, mais il est loin d'être héroïque. Nous avons eu un malade, M. X., ouvrier serrurier, sur lequel il a été absolument sans effet et n'a pas retardé la solution fatale.

Observation inédite.— Le R. Père B., ancien supérieur des missions du Nyazobil (v. Fièvre jaune), revenu en France, a été pris d'albuminurie accompagnée d'anasarque en 1889. La maladie, au moment où il me fit écrire, était d'une extrême gravité. Le corps était enflé jusqu'aux bras et le malade avait été administré. Inj. hypod. d'*iodo ph.* et d'*ac. ph.* — *Phéno-fer* ; *vitelline ph.* en pansements à demeure. Dès le premier jour, les urines presque supprimées reviennent très abondantes

(2 litres et demi). La cachexie disparaît peu à peu, l'anasarque se résorbe. Au bout de quelques mois l'amélioration était continue et s'est maintenue depuis un an sans récidive. Le traitement a été appliqué par le Dr Bordeaux, à Latresne (Gironde).

Angine. — V. Croup, Scarlatine.

Anthrax. — V. Traité 1874, pp. 288-291 ; Manuel 1890, pp. 80, 425 et 441, pour les traitements.

Le journal la *Médecine des Ferments* ne contient pas de faits de guérison de l'anthrax par l'acide phénique. Cela vient de ce que l'anthrax et le furoncle, que nous arrêtons au début ou que nous guérissons sans opération depuis près de 25 ans, ne nous auraient fourni que des observations ordinaires. Nos ouvrages antérieurs contiennent la formule de notre traitement, que le Dr Verneuil, en 1887, a naturalisé de haute lutte à l'Académie de médecine, au moins en partie. A nos *pulvérisations* d'acide phénique à 2 0/0, que nous préparons avec 50 grammes de *glyco-phénique* dans 250 grammes d'eau chaude et que nous appliquons au moyen du pulvérisateur à deux boules, de 2 à 4 fois par jour, nous joignons 3 cuillerées par jour de sirop au *phén. amm.* Nous recommandons, après les pulvérisations, un pansement à la *vitelline phéniquée* et, longtemps même après la guérison, *lavage* sur le pourtour de l'anthrax avec l'*eau antiseptique* ou le *glyco-phénique*, pour empêcher la récidive de l'anthrax ou la production des furoncles qui viennent souvent à sa suite. — Reconstituants : *huile de foie de morue phéniquée* et surtout chez les diabétiques, sol. *sulfo-ph.*, dite *anti-diabétique*.

Ce traitement nous avait suffi même pour la *pustule*

maligne, comme le prouve l'observation consignée dans notre *Traité* de 1865, et reproduite dans celui de 1874. Toutefois, nous avons indiqué dans ce dernier livre, pp. 388-390, les injections hyp. *d'ac. ph.* comme moyen abortif. Le n° 39 (1890) contient une communication du Dr Danet à la Société de médecine pratique de Paris, relative à ce traitement, qu'il déclare avoir été indiqué par nous et qu'il a heureusement approprié, dans sa pratique, à des cas nombreux dont il rapporte les plus récents. Nous résumerons ses quatre observations :

1° Anthrax volumineux datant de dix jours. Depuis quatre jours, pulvérisation phéniquée, et dans les intervalles, cataplasmes chauds et humides. Le Dr D. fait remarquer la contradiction flagrante qu'il y a entre deux prescriptions dont la première a pour but de couper court à la fermentation, tandis que la seconde la favorise. Au dixième jour, tumeur de 6 cent. de diamètre à la base, sommet percé en écumoire, suintement séro-purulent. Douleurs intenses, fièvre, ni sommeil, ni appétit. Traitement : à la base, sur le pourtour et à l'intérieur de la tumeur, 5 injections de un cent. cube chacune de notre *glyco-phénique ;* triple compresse imbibée du du même liquide, recouverte de taffetas gommé. — Douleur vive pendant trois quarts d'heure après les injections. Le lendemain, la tumeur est flétrie. Deux jours plus tard, chute d'une escarre de 2 cent. Pansement continué sans injections. Guérison complète en dix jours.

2° Mme A., 56 ans. Menace d'anthrax à la région occipitale (3 anthrax précédents). Même traitement. En cinq jours la tumeur est résorbée.

3° Mme B., créole, diabétique, 57 ans. Formation d'un anthrax diabétique à l'épaule gauche. Compresses au *glyco-phénique*, traitement antidiabétique. Douleur calmée dès la première application, la tumeur se résorbe sans laisser de trace. Au quinzième jour, la malade peut s'embarquer pour une longue traversée.

4° Le Dr Z. a eu, il y a deux ans, un anthrax énorme au cou; cautère Poquelin appliqué par le Dr Péan, convalescence longue. Nouvel anthrax en décembre 1889. Douleurs extrêmes dans les parties cicatricées, fièvre, insomnie; tumeur à deux membres, du volume d'un gros œuf; trous en écumoire, suintement purulent de mauvais aspect. Depuis quatre jours, pulvérisations phéniquées, et *cataplasmes*. Le malade injecte lui-même aux points indiqués par le Dr D. 5 cent. cubes de *glyco-phénique*; badigeonnage au même liquide et taffetas gommé sans compresse. Douleurs violentes pendant une heure. Le lendemain, tumeur flétrie. Le malade peut visiter des clients. Deux jours après, chute de l'escarre. En douze ou treize jours, guérison complète et reprise d'occupations très actives.

Il n'y a pas de traitement qui ait été plus souvent *réinventé*, en France et à l'étranger, que celui que nous préconisons et que nous employons depuis plus de vingt-cinq ans.

Arthrite chronique. — V. Traité 1874, p. 825; Manuel 1890, p. 310, pour les traitements.

Les cas de guérison cités dans la *Méd. des Ferments* sont peu nombreux, mais très frappants. Trois de nos observations, n° 20 (1870), sont dues au Dr F. Petersen, de Kiel.

1° Enfant de 7 ans. Arthrite du coude avec gonflement, longtemps soignée sans succès par d'autres médecins. Injection dans l'articulation de solution à 2 0/0 d'*ac. ph*. Douleur et abcès, mais au bout d'un mois, l'abcès guéri, l'arthrite avait disparu, le membre était parfaitement mobile.

2° Jeune fille de 17 ans, souffrant depuis quatre ans d'une arthrite du carpe, ayant son origine dans l'articulation radio-carpienne, mais tuméfiée et sensible aux jointures. Tous les deux jours d'abord, puis à de plus longs intervalles, injections dans le carpe de 16 gouttes de solution d'*ac. ph*. au cinquantième. Amélioration dès le troisième jour, disparition graduelle des douleurs. En cinq mois, l'usage de la main revient ; il est complètement rétabli au sixième.

3° Jeune fille de onze ans. Arthrite strumeuse du grand trochanter droit avec synovite de l'articulation tibio-tarsienne, fistule jusqu'à l'os dénudé. Même traitement, guérison.

Nous attribuons l'abcès de la première observation à l'usage d'acide phénique *impur*. Nous n'avons jamais éprouvé pareil accident à la suite de plus de dix mille injections pratiquées par nous avec nos préparations spéciales. Nous avons même une observation d'une *arthrite suppurée* du genou, consécutive à une injection de *chlorure de zinc* faite par le Dr A. dans une cavité séreuse qui communiquait avec l'articulation, et guérie par des injections intra-articulaires de *glyco-phénique* étendu de neuf fois son volume d'eau, aidées de la *compression* et du *massage*. L'articulation a retrouvé presque sa souplesse ordinaire, et cela chez un vieillard de soixante ans, M. Miéville, qui a été sur le point de subir l'amputation.

Asthme. — V. TRAITÉ 1874, p. 100; MANUEL 1890, p. 83.

Pas d'observations publiées dans la *Méd. des Fer-*

ments, mais notre expérience personnelle a toujours confirmé ce que nous disons n° 12 : Dans le traitement des affections chroniques des voies respiratoires,c'est surtout le *sulfo-ph.* qui est indiqué ; dans les accès d'asthme, c'est surtout au *phén. amm.* qu'il faut recourir. Son effet est plus prompt et surtout plus durable que celui des fumées de datura, des cigarettes préparées.

Ajoutons que nous obtenons des améliorations notables par l'usage de l'huile de foie de morue phéniquée et le *phén. amm.* pris au coucher.

Blennorrhagie. — V. TRAITÉ 1874, p. 547; MANUEL 1890, p. 85, p. les traitements.

N° 28 (1885). Nous devons au docteur Biéchy,de Sassenage,une observation très caractéristique de guérison par l'antisepsie d'une blennorrhagie aiguë de forme grave. Après l'essai malheureux de l'injection Sampso conseillée par un pharmacien, au bout de plus d'un mois, aggravation : œdème de la verge, sensibilité excessive du canal. Le premier jour, deux inj. hyp. au ventre 100 gouttes de solution d'*ac. ph.*, sans autre médicament ni injection uréthrale. Le lendemain, souffrances encore très vives ; trois inj. hyp. toujours au ventre et repos au lit. Le jour d'après, peu de souffrances, œdème diminué, peu d'écoulement. Encore trois inj. hyp. ce jour-là et les suivants. Le quatrième jour l'ouvrier, complètement guéri, reprenait son travail ; il n'a pas eu de récidive.

Nous savons de source sûre que le même traitement, appliqué par un des témoins de cette cure, a donné le même succès dans un cas analogue.

V. dans notre *Manuel* le traitement complet de cette maladie. Mais l'observation ci-dessus montre, qu'à la rigueur,les injections hypodermiques phéniquées suffisent pour en venir promptement à bout. Voir plus loin une guérison de *cystite chronique*, suite de blennorrhagie.

Brûlures. — V. Manuel 1890, au mot, p. le traitement.

Observations. N° 1 (1874). Lettre d'un abonné. Son fils, un enfant de 13 mois, appuie ses deux mains sur un fourneau rougi. Liniment avec eau de chaux, huile et *glyco-ph.* à parties égales, sous des feuilles d'ouate non glacée. Cessation prompte de la douleur, bien que les mains ne fussent que plaies et ampoules. Même pansement les jours suivants. Au bout de 18 jours, il ne reste que des cicatrices légères qui laissent aux doigts toute leur faculté d'extension. Le médecin de la famille, d'abord opposé à l'emploi de l'*ac. ph.*, reconnaît que c'est en pareil cas le médicament le plus efficace.

2° Même fait et même résultat obtenu par le *glyco-ph.* et l'huile, sans eau de chaux, chez M. F., ingénieur, 18, rue de Lafayette.

3° N° 6 (1875). Brûlure de phosphore à la figure et à la main. Inflammation subitement arrêtée par l'eau *glyco-phéniquée*. Guérison prompte. Communication du malade, M. Darrasse.

4° N° 10 (1876). Brûlures par les fusées, dont un paquet entier éclate dans la main gauche, la brûle et la paralyse. Pansement au coton imbibé de *glyco-phénique* et d'huile à 50 0/0. Souffrance vive pendant 30 minutes. Cessation des douleurs au bout de ce temps, reprise du travail le lendemain malgré la main en écharpe.

Cancers, cancroïdes, tumeurs malignes, squirrheuses, fibreuses, epithelioma, ence-

phaloïde. — V. Nouv. Appl. 1865, p. 57-91. Traité 1874, p. 1010. Manuel 1890, p. 94, et sqq p. les traitements. V. en outre notre Traité des maladies de la langue, cancers, etc. Lemerre, Paris.

Si nous rangeons ces diverses espèces sous un même titre, ce n'est pas que nous méconnaissions les différences qui les séparent. Nous savons que les *tissus hétérologues* qui se forment aux dépens des tissus normaux sont de deux espèces, différenciées surtout par les différences des tissus normaux auxquels ils se substituent. Nous savons que le cancer de la peau, surtout celui de la peau faciale, a un aspect et une organisation presque spéciale : qu'enfin les deux tissus peuvent se distinguer l'un de l'autre, surtout à une certaine époque de leur évolution. Mais nous savons aussi, ce qui est plus important, qu'au début il est souvent impossible de dire ce qui est ou sera un *encéphaloïde*, ce qui est ou sera un *squirrhe*, et surtout que si l'on détruit mécaniquement l'un des deux, c'est souvent *l'autre* qui se produit à la récidive : opérez un *squirrhe* ou un *cancroïde*, il pousse un *encéphaloïde*. Nous n'avons eu garde de suivre la théorie dans tous les détails où elle s'est engagée, la casuistique médicale étant rarement profitable à la thérapeutique. Notre principe est que *les maladies spécifiques résultant de causes spécifiques, toute maladie bien caractérisée par les symptômes est une maladie spécifique*. Nous croyons donc que les diverses formes de cancer : encéphaloïde, squirrheux, fibreux, fibro-plastique, épithélial, colloïde, sont probablement dues à des parasites divers, mais nous croyons surtout que le cancer en général est une maladie d'origine *parasitaire*, et c'est là le fondement de notre médication. Or, plus le ferment est profondément caché dans les tissus, plus il est insaisissable, plus il faut de ténacité pour le poursuivre, le circonscrire et l'éliminer. Nous avons recours, pour y arriver, à tous les antiseptiques administrés par toutes les voies médicales. C'est dans les maladies de cette nature qu'on reconnait le prix et la valeur d'un médicament qui a, comme l'*acide phénique*, l'avantage de ne pas s'accumuler dans l'organisme, de s'éliminer rapidement et de pouvoir par conséquent être employé avec suite et continuité pendant de longues années toujours avec fruit et toujours sans danger. Chacun des autres peut être utile à son heure, mais *temporairement*. Il faut toujours en varier et en limiter l'usage, mais, quel qu'il soit, il trouve toujours un adjuvant puissant dans l'acide phénique, qui fait pour ainsi dire le fond de la médication, s'alliant tour à tour avec les plus efficaces des antiferments et pouvant être pris concurremment avec eux.

Examinons maintenant les enseignements pratiques qui ressortent des observations principales insérées dans la *Médecine des Ferments*.

TUMEURS MALIGNES, SQUIRRHEUSES, CANCERS DES SEINS.

Observations. — 1° Mme R., de la Nouvelle-Orléans. Tumeur du sein compliquée de ganglions sous-axillaires *déclarée inopérable* par les chirurgiens de New-York et puis de Londres. Le 6 juillet 1875, à notre premier examen, la tumeur paraît sur le point de s'ulcérer. Commencement du traitement antiseptique, diminution sensible de la tumeur. Un ganglion de la grosseur d'un œuf, sous le pectoral, devient mobile, de fixe qu'il était. La malade refuse l'opération par les caustiques, possible en ce moment. Je tentai alors des injections profondes dans les tissus malades, avec un composé d'acide phénique dont je déposai la formule sous pli cacheté à l'Institut, en décembre 1875.

Après deux ou trois hémorrhagies sans conséquence, il se forme un liseré d'élimination, de forme ovale ; le centre devient gris, sans suppuration, insensible ; une aiguille poussée à 0,06 centimètres de profondeur ne cause ni douleur, ni hémorrhagie ; la tumeur était morte comme le liseré. Au bout de quatorze jours, j'ébranle à la pince ces tissus mortifiés, et les trouve enclavés sous le derme. Le 8 janvier 1876, je détache la partie principale de cette tumeur sèche avec des ciseaux courbes. Pas de sang, pas de souffrance. Un trou allant jusqu'au muscle et, au fond, des parties fibreuses sphacélées, pendant comme de la charpie. A droite et à gauche, au bas, portions mamelonnées de mauvaise nature. Elles se modifient, mais en conservant la dureté spéciale et comme cornée propre à ces productions. Je les panse avec charpie imbibée de *glyco-phénique* pur, ou d'une solution alcoolique contenant $^1/_3$ *acide phénique*, $^1/_3$ *acide salicylique* ; inj. hyp. *d'iodo-ph.* Les lèvres de la plaie se rapprochent, mais, au lieu de se cicatriser, s'arrondissent sans se retourner en dehors ; les mamelons se fendent à la partie inférieure. Mortification du derme induré par des injections interstitielles dans les points les plus durs. La malade est retournée à la Nouvelle-Orléans, où elle a vécu cinq ans.

Si la guérison définitive d'une pareille tumeur est impossible, même au traitement antiseptique, cette observation prouve au moins : 1° qu'il peut quelque chose là où une opération même, dernière ressource, est déclarée inutile et impossible ; 2° qu'il produit un effet jusqu'à lui inconnu, la *momification* d'une tumeur ; 3° qu'il assure la survie et l'absence de douleur. Quel traitement peut présenter de pareils avantages ?

2° N° 30 (1886). Femme de trente-cinq ans, porte au sein une tumeur encéphaloïde à marche rapide ; opération, plaie non cicatrisée après plusieurs mois. Récidive, tumeurs au sacrum et au ventre qu'on me demande d'arrêter. En peu de temps la tumeur du sacrum *disparaît* et la cicatrisation du sein prend une marche rapide. Au bout de deux mois la tumeur du ventre diminue ; des tentatives de récidive au sacrum, au sein opéré, sur la cicatrice même et au sein opposé sont toutes *arrêtées*. Reste une grosseur au sternum ; la malade refuse l'opération qu'un chirurgien voulait tenter de nouveau, et neuf mois plus tard la grosseur *avait disparu*. Cette malade est morte en trois jours, à la suite de coliques néphrétiques par intoxication urémique consécutive à un arrêt de l'urine.

3° N° 31 (1886). Femme de trente-cinq ans, Mme G. de Lagny. Petite boule au sein droit inférieur, devenue en deux mois de la grosseur d'un œuf de pigeon, indolore au toucher, mais douleurs vives à l'épaule et au bras, ganglion à l'aisselle droite. Sirop *d'ac. ph.*, inj. hyp. *d'iodo-ph.* tous les jours, *vitelline phéniquée* sur les ganglions ; *diminution* en quinze jours. Au quatrième mois environ seulement, *guérison complète* sans récidive depuis huit ans (1886).

Nous avons revu Mme G. en 1890 avec le Dr Garnier. Il n'y a jamais eu de récidive, et il est impossible de connaître lequel des deux seins a été malade.

4° Femme de cinquante-six ans. Glande enflée à la suite d'un coup au sein ; autour se développe une série de ganglions qui, d'abord isolés, forment une masse irrégulière et adhérente à la peau. Traitement phéniqué interne, injections hypodermiques. Au bout de huit jours, la tumeur étant trop volumineuse (1 kilogramme) pour être réduite, opération *à la pâte de chlorure de zinc* Chute de la tumeur en neuf jours, *vitelline phén.* sur la plaie, cicatrisation rapide. *Continuation du traitement phéniqué*, que la malade interrompt se croyant guérie. Deux ans après, gonflement de la cicatrice et ganglion au bord, que j'enlevai au fer rouge, la malade n'ayant pu, à la campagne, se faire faire des piqûres ; reprises des boissons phéniquées ; *onze ans* sans récidive. Au bout de ce temps, même gonflement et apparition d'un autre ganglion. Cette fois, les simples injections d'*iodo-ph.* aux alentours du ganglion le font *disparaître* en trois semaines.

5° Femme de soixante-dix ans. Grosseur au sein arrivée en deux ans (1883) à une ulcération de 0,06 de diamètre, à bord induré ; douleurs lancinantes à l'aisselle et au bras ; ganglions entre l'ulcère et l'aisselle. Quatre injections *d'iodo-ph.* par jour dans le voisinage de l'ulcère et des ganglions, poudre d'*acide salicylique* sur l'ulcère ; injections dans les indurations du bord avec solution alcoolique d'*acide salicylique*. En deux mois *disparition* des ganglions ; la plaie qui était arrivée à 12 centimètres de diamètre *s'arrête*, et de gris livide devient rosée. Amélioration par le séjour à la campagne ; aggravation à la suite de fatigue à Paris. Symptômes alarmants *arrêtés* en présence du Dr Filleau par la reprise du traitement. En somme, pendant trois ans, nous avons *arrêté*, chez une *alcoolique*, le progrès d'une ulcération *inopérable*, nous l'avons même *réduite* (de 10 centimètres sur 12 à 6 sur 4) *et fait disparaître* les *ganglions* cancéreux. La fille de cette malade est devenue phtisique. Plusieurs fois nous avons observé chez les enfants de cancéreux une prédisposition à la tuberculose.

Cancers de la face.

Observations. — 1° N° 10 (1870). — Bouton subsistant depuis dix ans à l'angle interne de l'œil droit, ulcéré, du diamètre d'une pastille de menthe. C'est le *noli me tangere*, diagnostic de plusieurs confrères, qui tous, sauf un, ont déconseillé toute opération. Injections interstitielles d'*iodo-ph.* dans le derme autour de l'ulcère, dans les tissus sous-jacents et dans le bouton même. Sirop *iodo-ph.*, inj. hyp. d'*ac. ph.* Au bout de quinze jours, *chute sans douleur* de la partie cernée par les injections, cicatrice présentant un seul point point induré, dans lequel je pratique encore trois injections et qui se *détache et tombe* en peu de temps. *Guérison* sans récidive.

2° N° 19 (1879) Observation due au docteur Chassaniol, hôpital maritime de Papeete (Taïti). Femme de 35 ans. Tumeur maligne à l'angle interne de l'œil gauche. Pustule lenticulaire ayant atteint, en quelques années, la grosseur d'une aveline, à surface mamelonnée et sillonnée de vaisseaux nombreux. Toutes les médications inefficaces. Injections interstitielles au pied de la tumeur et dans la tumeur même; *acide phénique* à l'intérieur. En un mois la tumeur *s'affaisse, tombe*, et la plaie se *cicatrise* sans accident.

3° Observation du Dr J. Abblart, hôpital maritime de Brest. Homme de 65 ans, paralysé du bras gauche. Vers 57 ans, papule ou pustule apparaissant sur la région temporo-maxillaire droite, et déchirée d'un coup d'ongle. Huit ans après, tumeur du volume d'une grosse noix, aplatie, lobée, excavée au centre avec pertuis conduisant jusqu'à l'os et d'où sort un suintement continu d'ichor fétide.

Deux injections d'*ac. ph.* concentré dans la tumeur, petite hémorrhagie arrêtée par l'injection même. En 7 jours, tumeur *affaissée* aux points attaqués. Même traitement à tous les lobes l'un après l'autre et à tous les points faisant relief au centre ; pansements à l'*ac. ph.* *Tumeur détruite* en 26 jours. La plaie se réduit peu à peu et la guérison est complète.

Cancer de la langue.

Le nombre des observations relatées dans la *Médecine des Ferments* n'est pas en rapport avec celui des malades traités et des améliorations ou des guérisons obtenues. Cela tient à ce que nous avons publié sur ce sujet un volume sous le titre de : *Maladies de la langue, Tumeurs et Cancers*. (Paris, Lemerre et Delahaye, édit.)

Nous avons rappelé dans le n° 30 (1886) la première curation d'un cancer obtenue en 1864-65.

M. P., encore vivant en 1891, porte sur la ligne médiane de la langue une ulcération profonde, à bords frangés, à fond grisâtre, surmontée de papilles saillantes. Autour, mamelons d'une dureté extrême. A la pointe de la langue et sur les deux côtés, deux ulcérations moins profondes à bords inégaux, celle de gauche formant saillie tuberculeuse. De ce même côté, autre ulcération faisant une rigole longitudinale d'arrière en avant. Langue raide, insensible au toucher, parole difficile ; la langue ne peut remuer les aliments ; goût aboli. Partie inférieure mamelonnée, mais lisse et brillante, face supérieure chagrinée, rugueuse. Teinte rouge foncé. Je n'ai employé dans le traitement qu'un *caustique* glycérolé *phéniqué*, car je ne savais pas encore à cette époque, tout le parti qu'on peut tirer des injections, soit hypodermiques, soit intravasculaires (1), du sirop de perchlorure d'or et du sirop *phéniqué* en boissons ; solution *phéniquée* pour pansements locaux de plus en plus concentrée (jusqu'à 50 gr. d'acide dans 50 grammes d'alcool). Du 15 septembre 1864 au 30 mai 1865, les ulcérations ont progressivement *diminué*, les ganglions ont repris leur volume naturel, la langue s'est *cicatrisée*, est redevenue libre, mobile, le malade a repris toute sa santé. Il n'a *jamais eu de rechute* (1891).

Observations. — 1° N° 29 (1885). Homme de 35 ans. Epithélioma de la langue, surélévation blanchâtre au côté gauche de la langue, pointe dure, épithélium épaissi sur le bord et sur les deux faces de la langue à gauche. Pas de ganglions pris. Traitements inutiles au chlorate de potasse, à la teinture d'iode, à l'arsenic pris à l'intérieur, au condurango. Opération proposée avec insistance et refusée. J'applique *pulvérisations phéniquées*, *cautérisation* quotidienne à l'*ac. ph.* ou au *phénate de zinc*. *Chute* en 8 ou 9 jours des premières plaques épithéliales. Inj. hyp. d'*iodo ph.* Les plaques épithéliales, qui, d'abord, se reformaient aussitôt après leur chute, ne reparaissent que *par intervalles* et ne se *reproduisent plus* au bout de six mois. *Seize ans* plus tard, récidive que je n'ai point traitée.

2° Homme de 40 ans traité depuis plusieurs années par tous les moyens et pour toutes sortes de maladies de

(1) J'écrivais dans mes *Nouvelles applications de l'acide phénique*, 8 octobre 1865, p. 189 :

« Comment faire pénétrer le médicament dans les tissus et les imprégner complètement ? » C'est vers cette époque que j'ai tenté les injections hypodermiques sur les animaux d'abord, un peu plus tard sur l'homme.

la langue. Au premier examen, langue *clivée* en feuillets, et ressemblant à la tranche d'un livre entr'ouvert. Le malade a appliqué lui-même le traitement prescrit par nous. Cautérisations à l'*acide phénique* entre les clivages, qui se sont reproduits longtemps, mais de *moins en moins rapidement*. Injections dans les ganglions engorgés sous le menton et jusque dans les amygdales. Boissons phéniquées. Au bout de quatre ans de persévérance, il a été *débarrassé de sa maladie*.

3° Comte de X., induration et plaques blanches à la langue. Après traitements impuissants, deux chirurgiens de Paris conseillent l'opération. L'un d'eux écrit à la femme du malade, la rendant *responsable* si elle ne décidait son mari à la subir. Jour est pris, mais le malade s'enfuit et vient nous trouver à Venise (avril 1885). Traitement long et difficile, mais le malade a conservé sa langue, et, pendant 8 ans, n'a pas éprouvé d'accidents (1888).

La cessation du traitement par suite d'un voyage lointain a amené une récidive que le malade, impatient des lenteurs du traitement antiseptique, a fait opérer par le Dr Péan vers juillet 1889.

Malgré la reprise du traitement une seconde récidive très légère s'est produite et a été opérée en décembre 1890.

4° N° 33 (1888). M. R., ulcération indurée de la langue. Traitements inutiles, opération conseillée et refusée. Le chirurgien Verneuil, en voyant les progrès de la guérison, disait : « Je voudrais bien voir cela dans six mois », donnant à entendre ou que le mal serait empiré, ou que le malade serait mort. Il y a quatre ans (1891) que la guérison se maintient. L'ulcération cependant était telle que l'injection sortait par la face inférieure de la langue. Dans les trois mois qui l'ont suivie il n'y a eu qu'une poussée sans récidive.

5° Nos 33 et 34 (1888). Mme D., ulcération au bord antérieur vers le tiers de la langue, augmentant malgré tous les traitements; opération proposée, puis déconseillée à cause des chances trop nombreuses d'insuccès. A mon premier examen, ulcère de la largeur d'une pièce de un franc, langue tuméfiée, ganglions engorgés, déglutition difficile, salivation constante, douleur dans l'oreille et au sommet de la tête. Alimentation et sommeil presque impossibles. Une injection d'*iodo-ph.* sous-maxillaire, trois autres abdominales le premier jour, deux par jour ensuite, une d'*ac. ph.*, l'autre d'*iodo-ph.* sirop *iodo-ph.*, lavement *iodo-phéniqué.* Pansement local avec solution alcoolique concentrée de *phénate de zinc*, poudre *d'ac. salicylique;* gargarismes et pulvérisations à l'eau *glyco-phéniquée.* Douleurs *diminuées*, déglutition *plus facile;* injection de *salicylate de zinc* dans le bord induré de l'ulcère. Les jours suivants, pansement à plat à l'*acide lactique*. Le quatrième jour, les fragments injectés se *détachent.* Injection plus profonde dans l'ulcère à travers le bourrelet supérieur. Ulcération *modifiée*, lambeaux nombreux *détachés, diminution* de l'ulcère et surtout de l'induration. L'opération était possible à ce moment. La malade s'y refuse et continue le traitement jusqu'à *cicatrisation complète*. Les premiers chirurgiens consultés, plutôt que de reconnaître la puissance du traitement, déclarent *s'être trompés de diagnostic.* Mais au bout de huit mois, ce traitement étant suspendu, *récidive.* On conduit la malade à Toulouse. On l'endort sous prétexte d'exploration, on lui enlève les trois quarts de la langue et les ganglions atteints. *Cinq jours après* elle était morte.

CANCROÏDE DE LA LÈVRE. — N° 26 (1883).

Le malade nous a été présenté à Chicago ; le traitement formulé par nous a été appliqué par le Dr Cooke, qui avait soigné le malade sans succès pendant dix mois. La relation de la guérison est faite par les Drs S. Smith, A.-N. Scartupa, C.-F. Eely, et contresignée par le Dr C.-F. Cooke. Elle se résume ainsi : Premier examen, 1er avril 1882 : cachexie cancéreuse à un degré marqué ; cancroïde à l'intérieur à droite de la lèvre inférieure, et ulcère envahissant à la bouche, en arrière des dents de dessus ; les deux glandes maxillaires prises ; malade très faible et très abattu.

Second examen, au 17 avril : « Aujourd'hui nous trouvons que M. B. est presque ou tout à fait rétabli. La plaie sur la lèvre s'est guérie par le fond et la muqueuse a recouvré sa couleur normale. L'ulcère de la bouche s'est réduit à un tout petit point blanc près de la racine d'une des dents, et la muqueuse environnante est normale. La cachexie a évidemment disparu. Nous apprenons et nous croyons que ces résultats ont été obtenus par le traitement dit « Méthode antiseptique de Déclat ».

CANCROÏDE DE L'OREILLE. — Notes du Dr L , inédites. — Ulcération attaquée en 1876 par des cautérisations à *l'ac. ph. en cristaux*, alternant avec des pansements d'*acide salicylique ; d'ac. ph. ioduré* en boissons et inj. hyp.

Au bout d'un mois, les douleurs lancinantes et le gonflement des parties voisines ont disparu. L'épaisseur des bords de l'ulcération et sa surface sont très réduits. La modification est telle que le médecin croit pouvoir compter sur la guérison.

Trois mois plus tard, la plaie est comblée en partie,

même en quelques points cicatrisée. De l'hélix, l'ulcération avait gagné le tragus, où trois points étaient en suppuration. Le mal reste stationnaire.

On conseille au malade d'essayer d'un autre système et d'un autre médecin. Emplâtre à la poudre de frère Côme. Inflammation érysipélateuse énorme et même inquiétante ; cicatrisation de l'ulcération. Mais au bout de six mois de surdité et d'écoulement muco-purulent du conduit, une tumeur large et profonde avec élancements se forme au-dessous de l'apophyse mastoïde et de l'angle du maxillaire ; développement et ulcération rapides; ramifications dans toutes les parties voisines. En 1877, le malade est à ses derniers jours.

Nous croyons que le traitement a été abandonné à tort et qu'il y avait, dans l'application de la méthode antiseptique, des ressources qui permettaient de combattre le mal après l'avoir arrêté ou tout au moins d'en conjurer le développement et d'assurer une survie.

Rappelons, après ces résumés, que le professeur Trélat, au moment d'opérer un cancer, disait dans sa leçon en parlant des *épithelioma* de la langue et des opérations : « *Je n'ai obtenu la guérison que de trois malades jusqu'à présent* (1880). *Le dernier a été opéré en* 1875. *Depuis lors je n'ai pas eu un seul succès ; je n'ai eu que des survies de quelques mois et d'une année au plus*(1). » Et il ajoute qu'il va encore tenter l'opération, mais avec *l'appréhension d'une récidive plus ou moins prochaine* (*V. Gazette des Hôpitaux*, 1880).

(1) M. Trélat parle de *survie*. Le mot serait juste si les malades avaient dû mourir le jour qu'ils furent opérés. Mais l'opération ne faisant d'ordinaire que hâter la solution fatale, c'est *moins-vie* qu'il aurait dû dire.

Les conclusions à tirer de cette constatation rapprochée de nos observations sont tellement claires que nous ne les indiquerons pas. L'opération sauve, d'après l'aveu du Dr Trélat et entre ses mains, de un à cinq malades par *mille*. Elle ne donne dans les autres cas que des survies problématiques. Or, au moment où nous écrivions notre livre sur la *Curation des maladies de la langue*, nous avions eu à soigner 39 cas :

12 affections légères,
13 de gravité ordinaire.
14 graves avec ulcérations profondes.

Sur ce nombre :

10 guéris.
6 se sont fait opérer et sont morts.
11 morts malgré notre traitement.
3 perdus de vue.

Jusqu'en 1888, sur 5 nouveaux cas nous comptions :

3 guéris.
1 en traitement.
1 mort.

Nous avons la conviction que, sur les six malades qui se sont laissé persuader de la nécessité d'une opération, quelques-uns pouvaient guérir ou du moins obtenir par notre traitement une survie plus longue et une diminution de souffrances; et surtout que la continuation du traitement antiseptique après l'opération aurait pu, chez plusieurs, sinon en conjurer, du moins en retarder les suites funestes (V. obs. n° 3.)

Tumeurs malignes de l'utérus.

Observations : 1° N° 12 (1877). Mme A. de M. Tumeur

fibreuse très avancée que plusieurs médecins regardaient comme impossible à arrêter dans son développement. Tel était l'avis du Dr Grousseir et du grand chirurgien Péan. Appelé près d'elle en juin 1873, je la trouvai tellement affaiblie par les hémorrhagies qu'elle ne quittait plus son lit. Le ventre avait la forme qu'il affecte à la fin des grossesses et, malgré l'hémorrhagie lente et constante, le doigt glissant avec peine ne pouvait pas trouver le col. Injections d'*ac. ph.* et *d'iodo-ph.* alternées, sirops phéniqués. Diminution notable de la tumeur, arrêt des hémorrhagies, retour des forces. En 1877, la malade avait repris toutes ses habitudes, même celle de la vie mondaine, et faisait sans fatigue de fréquents voyages de sa campagne de Meudon à Paris. Le Dr Piogey, son médecin habituel, avait été surpris de la voir ainsi revenue à la santé et avait appris d'elle le moyen qui la lui avait rendue. J'ai eu l'occasion de revoir la malade en 1890 et j'ai pu constater que la tumeur est très diminuée et n'occasionne ni gêne, ni souffrances. Mme de M. reprend son traitement de temps à autre.

2° Tumeur très volumineuse, teint de cire, cachexie (1874). Après huit mois d'un traitement *irrégulier*, reprise des occupations domestiques. Cessation du traitement sur le conseil d'un confrère; rechute, entrée à la maison Dubois. Transportée mourante à Meudon, prise d'une dernière complication, la diarrhée, la malade est administrée. Le médecin qui l'avait envoyée à l'hospice Dubois vient m'appeler, me dit que la malade lui reproche sa mort et me décide. Je la trouve mourante, en effet, après les sacrements. 4 injections d'*ac. ph.*, 3 de *ph. amm.*, 1 cuillerée de sirop de *phén. amm.* par demi-heure. Amélioration. Continuation du traitement, reprise des fonctions domestiques. En 1876, la malade s'était retirée *bien portante* à la campagne.

3° N° 13 (1877). Huit médecins ont porté le diagnostic : *tumeur fibreuse* de l'utérus (1874). Épuisement à la suite de pertes, teint cachectique, alitement forcé. Sirop *iodo-ph.*, 2 cuillerées par jour ; sirop d'*ac. ph.* 4 cuillerées, 4 inj. hyp. d'*iodo-ph.* En 8 jours, *arrêt* des hémorrhagies, retour de l'appétit, la malade se lève. Traitement continué. L'amélioration subsistait en 1886.

Observations inédites. — 4° Mme D., 49 ans, lymphatique, chlorotique, mariée à 20 ans, stérile et mal réglée jusqu'à 39 ans ; à partir de cet âge, règles abondantes tous les 25 ou 27 jours. Embonpoint et apparence de santé. Après 7 ans de douleurs dans le ventre, en 1883, elle perçoit une grosseur, qu'aucun médecin n'avait observée, au côté droit de l'abdomen, et peu après une seconde grosseur à gauche, cette dernière donnant la sensation d'une tête d'enfant. Deux médecins déclarent l'opération inévitable. Le Dr Péan diagnostique deux tumeurs qu'il croit être de nature différente, l'une étant un fibrome utérin, et constate un engorgement douloureux dans les seins. Au bout de 22 mois de traitement par les mouches de Milan, la liqueur de Fowler, l'iodure de sodium, le sirop de térébenthine, les injections au sulfate d'alumine et de potasse, il déconseille l'opération que la malade réclamait.

En 1888, au mois de mai, elle s'adresse à nous. Elle accusait à ce moment des douleurs lancinantes très vives.

Injections *d'iodo-ph.* et *d'ac. ph.* alternées. Le développement des tumeurs s'arrête presque aussitôt. En octobre, même année, celle de gauche était sensiblement diminuée dans le bas, mais paraissait remontée à trois doigts au-dessous de l'ombilic; elle était moins dure et devenue très mobile. Celle de droite était moins haute et moins dure. Continuation des injections quotidiennes et lavements à *l'iodo-ph.* Les douleurs lancinantes cessent; les points engorgés dans les seins deviennent indolores et se dissipent. La malade peut supporter la fatigue et a repris ses occupations. L'arrêt des tumeurs persiste en 1890, la malade continuant son traitement.

5° Mme M., à Paris, d'environ 40 ans. Deux tumeurs, l'une abdominale, l'autre dans le pli inguinal, allant jusqu'à la grande lèvre. Antécédents: En octobre 1881, petite grosseur de la dimension d'une bille à jouer, un peu douloureuse au toucher et qui fut d'abord prise pour une hernie. Le Dr M. fit poser un bandage, qui fit allonger la tumeur et lui donna la forme d'un œuf. L'erreur reconnue, le médecin supprima ce bandage et déconseilla tout traitement chirurgical, considérant l'ablation de la tumeur comme dangereuse et inutile. Le Dr Péan consulté constata, outre cette grosseur, une tumeur plus considérable, que la malade ne sentait pas, attribuant le développement de son ventre à l'embonpoint. Les traitements furent inutiles. Tous les cinq jours, une sage-femme fit un badigeonnage à la teinture d'iode; tampon au sous-nitrate de bismuth; tous les deux jours, injections vaginales à la morelle, au pavot et à la guimauve. L'écoulement resta très fort, mais sans hémorrhagie.

Consulté le 22 mai 1888, trouvant la tumeur utérine très développée, j'institue le traitement antiseptique, un essai de traitement par l'électricité, méthode Apostoli, ayant causé des douleurs. En peu de temps l'écoulement s'arrête, la grosseur cesse de se développer et peu à peu diminue. Au 28 juin, elle était réduite d'un tiers au moins. Comme dans les cas analogues, cette réduction s'arrête à un certain degré qu'il est très rare de franchir, mais la malade vit sans souffrances avec le reste de ses tumeurs. En 1890, il n'y a pas eu de recrudescence du mal.

Conclusions. — Ces tumeurs *ne disparaissent pas*, mais elles s'arrêtent et diminuent. Les accidents qu'elles entraînent : hémorrhagie, cachexie, etc., cèdent au traitement antiseptique, qui est le seul capable de donner de tels résultats.

AFFECTIONS CANCÉREUSES DE L'ESTOMAC.

1° N° 13 (1877). *Observation écrite par la malade.* — Enfance maladive ; dysménorrhée, grossesses ; à la suite de la seconde, vomissements fréquents. État très aggravé au bout d'un an. Carie et résection d'une partie du maxillaire. De 1871 à 1874, après les repas, douleurs d'estomac et de ventre pendant trois ou quatre heures, et à la suite, vomissements. Aggravation en 1875; en janvier 1876, alimentation impossible, la malade s'alite. Son premier médecin la déclare perdue en voyant les *vomissements noirs*. Un autre médecin les arrête un peu, mais sans calmer les douleurs d'estomac et de ventre. — Je prescris : eau froide avec sirop d'*ac. ph.*, quatre cuillerées par jour ; à partir du quatrième jour, en plus, deux cuillerées sirop de *phén. amm.* Dès le début, quatre inj. hyp. par jour, deux à l'*ac. ph.* deux à l'*iodo-ph.* Régime lacté, sang à l'abattoir, pilules *phospho-ammoniacales* de Chevrier. En six semaines, *deux crises* de douleurs seulement et peu violentes. La malade prend du chocolat le matin, un verre de sang à onze heures, de la bouillie à deux heures, un ragoût à six heures, et *cela*, dit-elle, *ne m'empêche pas de sentir la faim*. Santé rétablie. Au bout de *deux ans*, le traitement continuant, *ni rechute ni accident* d'aucune espèce.

2° *Observation inédite*. — X., domestique chez Mme Z., souffrait depuis plus de trois ans de maux d'estomac avec vomissements. Un jour, après un long évanouissement, elle couvrit son tablier et ses vêtements de vomissements d'un noir d'encre. Je la traitai par les seules injections hyp. d'*ac. ph.* Au bout de quatre ou cinq mois, tous les symptômes avaient cédé. Les aliments de toute nature étaient digérés, alors que depuis le commencement de sa maladie elle ne pouvait manger à peine qu'un peu de lait. Pas de récidive au moment où nous écrivons ce livre.

3° *Observation inédite*. — M. M., tonnelier, atteint d'une ulcération stomacale vers 1870, est traité par les boissons et les inj. hyp. phéniquées. Tous les symptômes disparaissent et pendant plus de quinze ans, en se maintenant sous l'influence des boissons phéniquées, le malade a vécu sans aucune souffrance et a pu se considérer comme guéri. Au moment où il a quitté Paris pour la campagne, il a cessé tout traitement. Une récidive s'est produite et l'a rapidement emporté (1890).

Nous avons pas besoin de faire ressortir la valeur d'un traitement qui peut, pendant quinze ans, suspendre l'effet d'un mal qu'il n'a point guéri, à tel point que ce répit a pu être regardé comme une guérison définitive. Mais cette observation démontre qu'il faut toujours être en garde contre les retours offensifs des affections cancéreuses dont la marche paraît le plus complètement enrayée.

Les observations ci-dessus nous amènent à formuler les conclusions suivantes : 1° le traitement antiseptique *peut arrêter* le développement des tumeurs cancéreuses prises au début, avant l'ulcération; 2° il peut prévenir et arrêter les *récidives* toujours à craindre ; 3° il peut donner une longue *survie* dans les cas même inopérables ; 4° il peut *améliorer* ce qu'il ne guérit pas ; 5° les opérations par les caustiques sont de *beaucoup préférables* aux opérations par le bistouri ; 6° le traitement antiseptique est à suivre *rigoureusement* avant,pendant,et *après* l'opération, si l'opération est faite. Il est impossible de dire d'une façon précise quelle influence exerce l'opération sanglante sur les ferments qu'elle ne peut atteindre, mais la fréquence et la rapidité des récidives qu'elle entraîne, les douleurs intolérables qui accompagnent ces récidives, la promptitude et le nombre des solutions fatales qu'elles amènent, donnent nécessairement à penser que l'opération exerce une sorte de poussée, de surexcitation sur l'évolution du ferment cancéreux, d'où la nécessité absolue d'insister sur le traitement antiseptique *au moment où cette poussée est activée* par le traitement chirurgical.

Nous nous croyons autorisés, en un mot, après ces démonstrations, à répéter ce que nous avons imprimé dans notre n° 33 en parlant du cancer : *Le chirurgien s'en occupe trop, et le médecin trop peu.*

Carreau.—N° 31 (1886). *Observation.*—Enfant affectée de tuberculose héréditaire. Engorgement des ganglions mésentériques, ascite. Soumise à un traitement par les reconstituants et l'iodure de potassium ; résultats négatifs. Au 9 mars 1866, le ventre mesurait 0,68 centimètres. Au 14 avril, les dimensions sont réduites à 0,58 d'après les constatations du Dr L.., chirurgien militaire. Traitement par les inj. hyp. d'*iodo-ph.*, le sirop d'*iodo-*

ph. pris en mangeant, huile de foie de morue *phéniquée*, *phéno-fer*. Guérison attestée par une lettre de la mère.

Catarrhe. Grippe. Bronchite. Asthme. — V. Nouv. Appl. 1885, p. 169. Traité 1874, p. 840, 828, 862, 1008. Manuel 1890, à chacun de ces mots.

La *Médecine des Ferments* ne contient pas d'étude détaillée sur ces maladies bien connues, ni d'observations spéciales. Le n° 12 insiste sur ce fait que les médicaments usuels, les seuls vraiment utiles, ont été jusqu'ici des antiseptiques résineux, baumes, entre autres le baume de Tolu, essences, térébenthine, goudrons, etc., d'où il suit qu'un antiseptique plus puissant a naturellement un effet plus sûr.

Bronchite et grippe peu intenses, sirop d'*ac. ph.*

Formes aiguës, sirop au *phén. amm.* jusqu'à modification de l'état aigu.

Formes chroniques, *sulfo-ph.* continué de quinze à vingt jours en cure. (V. ce mot au *Formulaire du Manuel* 1890.)

Des observations nombreuses nous permettent d'affirmer que les accidents aigus auxquels sont exposés les asthmatiques à l'entrée de l'hiver, sont prévenus par l'usage de *huile de foie de morue phén.* prise le matin et du *phén. amm.* pris au moment du coucher.

M. D., asthmatique, atteint chaque année d'accidents aigus amenant une adynamie complète et forçant le malade à garder le lit aux premiers froids, s'est soumis à ce traitement prophylactique et n'a pas pris le lit cette année (1890).

Charbon, Pustule maligne.—V. Nouv. appl. 1865, p. 176; Traité 1874, p. 350-476. Manuel 1890, p. 121.

Le premier article sur la pustule maligne a paru dans le n° 3 de la *Médecine des Ferments* (1874). A ce moment nous avions publié plus de 50 cas de guérisons sans aucun insuccès, obtenues au moyen de notre traitement, par des confrères, par des personnes étrangères à la médecine et par nous-même.

Traitement : 1° Sirop d'*Ac. ph.* de 6 à 10 cuillerées en 24 heures, à défaut *glyco-phénique* dans de l'eau (1 cuillerée à café par verre d'eau) et mieux sirop au *phén. amm.*

2° Si la maladie est avancée, recourir aux inj. hyp. d'Ac. *phén.* ou de *phén. amm.*

Le premier cas de guérison par un traitement interne avait été publié à une époque (1865) où, comme nous l'avons déjà dit à propos de l'autre cas, nous n'avions pas encore assuré le moyen de mettre l'antiseptique en contact direct avec les tissus au moyen des injections hypodermiques.

N° 5 (1875) 1° *Observation* du Dr E. Johannet, qui avait inauguré notre traitement à Vayres. Mme B., cinquante-quatre ans. Bouton charbonneux à l'avant-bras : premiers symptômes reconnus le 7 septembre, première visite le 15 septembre. Symptômes généraux graves : vomissements; empâtement du bras jusqu'à l'aisselle, traînées lymphatiques. — Cautérisation au fer rouge le 15 septembre. Le 16, pas d'amélioration. Alors traitement *phéniqué*, boissons et injections hypodermiques du 16 au 25 ; amélioration manifeste 36 heures après la première injection, guérison le 25. Le Dr Johannet réserve sa conviction sur l'efficacité du traitement, à cause de la cautérisation. Nous faisons remarquer que cette cautérisation est de nul effet huit jours après l'inoculation du ferment charbonneux.

Cette observation est insérée dans une note adressée le 25 janvier 1875 au président de l'Académie des sciences, où nous faisions observer que M. Bouley, en résumant un mémoire de notre collaborateur M. Cézard, de Varennes, sur le charbon et la guérison d'un œdème malin par les injections hypodermiques d'iode et d'iodure de potassium, avait oublié de signaler que M. Cézard, dans son mémoire, avait reconnu expressément que nos droits étaient incontestables quant à la méthode nouvelle de curation du charbon par les médicaments internes (1).

Première guérison de pustule maligne par l'acide phénique, extrait des Nouv. Appl. (1865), p. 177.

Œdème malin des paupières, ayant envahi toute la face, le cuir chevelu et le cou. Pulvérisation *phén.* à 2 p. 100. Sirop *phén.* à 1 p. 100. Au bout de quelques heures les envies de vomir cessent, le gonflement diminue. Guérison complète en deux jours.

Observations comparatives (Traité de 1874, p. 870). — Deux bouchers, Rapaille et Maire, travaillent le même bœuf charbonneux à l'abattoir de Grenelle.

1° Le 10 septembre 1870, Rapaille sent l'avant-bras droit douloureux ; il y découvre un bouton. Le Dr M. le cautérise à la pierre infernale.

Le lendemain, enflure et douleur augmentées. A l'hôpital Necker, incision et cautérisation au fer rouge.

(1) A cette occasion, M. Bouley nous écrivit une lettre imprimée dans le n° 23 de la *Médecine des Ferments* pour se defendre d'avoir systématiquement supprimé notre nom de son résumé.

Le 12, le malade est admis à l'hôpital. Nouvelle cautérisation.

Le 13, large incision à l'avant-bras, dont l'enflure a augmenté. Le mal s'aggrave.

Le 15, gangrène de toute la partie interne de l'avant-bras et du bras; gonflement sur la partie latérale de la poitrine et jusqu'à l'abdomen avec menace de gangrène.

Le 16, la famille emmène le malade. Evanouissement pendant le trajet.

On m'écrit pour l'aller voir. Je le trouve mourant. Pansement phéniqué, mort à 8 heures du soir.

2° Maire, de son côté, le 5 septembre, aperçoit sur la main un bouton à peine douloureux, à l'union de la première phalange du pouce avec le métacarpe. Cautérisation au nitrate par le Dr M.

Le 7, M. Rouillard me montre le malade. Le bras est en écharpe. Le bouton cautérisé a la largeur de l'ongle; noir à la base, recouvert d'une phlyctène renfermant du liquide. Avant-bras et bras empâtés; traînée rouge jusqu'à l'aisselle; le malade ne se plaint que de la lourdeur du bras et de la soif.

Cautérisation à l'*ac. phén.* solide; 2 inj.-hyp. *phéniquées* à 1 p. 100. A l'intérieur, sol. *phéniquées* à 0,50 p. 100.

Le lendemain, le malade me dit avoir bu le litre entier de solution (5 gr. d'ac. phén.) et n'en avoir ressenti que du soulagement. Même traitement que la veille; sol. à 2 gr. d'ac. ph. au lieu de 5 gr., et injonction de n'en boire qu'un demi-litre par jour.

Le 14, guérison complète, deux jours avant la mort de Rapaille, soigné par les moyens ordinaires.

Rapport adressé à M. le Directeur de l'Agriculture par M. Bouillard, inspecteur de l'abattoir de Grenelle

« Paris, le 11 novembre 1870.

« Monsieur le Directeur,

« Les garçons bouchers, en abattant les animaux, sont assujettis souvent à se faire des écorchures ou coupures aux bras ou aux mains, qui s'enveniment lorsqu'ils travaillent des bêtes malades dont le sang est échauffé ou commence à se décomposer; il leur survient souvent des maladies charbonneuses qui ont des suites funestes pour eux.

« C'est ce qui est arrivé dans le mois de septembre à l'abattoir de Grenelle, lorsque beaucoup d'animaux appartenant à l'approvisionnement étaient malades et que l'on était obligé de les abattre d'urgence.

« D'abord, le 10 septembre, un garçon boucher, le nommé Rapaille (dit Bibi), âgé de trente-cinq ans, se trouve porteur d'un bouton suspect au bras droit ; soigné d'abord par le docteur Mène, rue Oudinot, puis envoyé à l'hôpital Necker, il mourut le 16.

« Ensuite, au parc des Petits-Ménages, le nommé Flamand, chef d'équipe, se fit des écorchures au bras droit en affourant ses animaux ; comme plusieurs moutons étaient atteints de sang-de-rate et mouraient subitement, le berger Flamand s'empressait d'abattre ceux qu'il croyait près de périr, pour tâcher d'en sauver la viande. Ses écorchures s'envenimèrent, et il lui survint plusieurs boutons qui prirent un caractère charbonneux. Envoyé à l'hôpital Necker le 15, il y mourut le 16.

« Effrayé par ces accidents, j'ai cru devoir vous les signaler, en même temps qu'à la préfecture de police.

Il en apparut de nouveaux qui, Dieu merci, ont bien tourné, grâce au hasard.

« Monsieur le docteur Déclat faisait à l'abattoir des expériences sur les bœufs atteints de cocotte ; voyant le succès de ses recherches, je lui parlai des accidents de charbon que je vous avais signalés, au sujet d'un homme, le nommé Maire, conducteur de viande, qui, malgré l'exemple des deux victimes, ne se préoccupait pas d'un bouton charbonneux qu'il avait au doigt; le docteur Déclat le soigna. Maire avait alors la main et le bras très enflés, et offrant une raie rouge, dure et très douloureuse, qui allait sous l'aisselle. M. Déclat le guérit en deux jours.

« Indépendamment de M. Maire, j'ai adressé au docteur six hommes atteints très sérieusement; ils ont été guéris en peu de temps.

« Ces hommes sont :

« 1° M. Maire, qui a été atteint une seconde fois;

« 2° M. Boyer, quarante-cinq ans, garçon boucher, bouton à la main droite ;

« 3° Plumet, garçon boucher, boutons au bras droit;

« 4° Schmidt, atteint de nombreux boutons aux jambes et aux genoux ;

« 5° Fourmilleau, garçon boucher, un bouton grave à la jambe droite ;

« 6° Baudelle, vingt-cinq ans, garçon boucher, bouton à lamain droite et deux coupures, main très enflée ;

7° Pradel, berger au parc des Petits-Ménages, bouton à la main droite, qui était très enflée.

« De plus, M. Déclat m'ayant laissé une bouteille d'une préparation à l'acide phénique et de l'acide phénique pur, je cautérisai les coupures et boutons de tous les garçons qui étaient atteints ou qui paraissaient l'être;

et je le dois à la vérité de déclarer que, depuis, je n'ai pas eu un seul accident, et que j'ai soigné par la préparation de M. Déclat plus de cinquante garçons bouchers avec succès.

« Le docteur Déclat a donc rendu d'éminents services à l'abattoir de Grenelle, en guérissant un grand nombre de garçons bouchers qui ont été atteints d'accidents charbonneux plus ou moins sérieusement.

« *L'inspecteur de l'abattoir de Grenelle.*

« ROUILLARD. »

Ce rapport nous fut communiqué par M. Lefebvre de Sainte-Marie, qui nous écrivit à cette occasion :

« Monsieur,

« Je m'empresse de vous adresser la copie certifiée d'un rapport que j'ai reçu ce matin de M. Rouillard, inspecteur de l'abattoir de Grenelle.

« Il a trait aux cas de charbon qui se sont produits sur les hommes que vous avez traités et guéris d'une manière si heureuse et si prompte.

« En vous félicitant de ces résultats, je dois, au nom de l'administration, vous remercier de vos soins désintéressés et du dévouement absolu dont vous avez donné tant de preuves.

« La reconnaissance des hommes que vous avez sauvés d'une mort presque certaine sera sans doute votre meilleure récompense. Permettez-moi d'y ajouter le témoignage de ma gratitude personnelle et de ma sincère estime. Veuillez agréer, etc.

« *Le directeur de l'agriculture,*

« LEFEBVRE DE SAINTE-MARIE. »

A la suite de ces faits, on me nomma membre de la Société épizootique de France. Mais comme on ne m'avait pas consulté pour cette nomination, le lendemain du jour où elle parut au *Journal officiel*, j'envoyais ma démission motivée à M. Lefranc.

Le n° 5 (1875) contient, sous forme de *Demandes et Réponses*, la substance d'une note lue à l'Institut en juin 1875. Nous la résumons ici pour fixer les solutions théoriques et les questions d'histoire relatives à la pustule maligne :

1° Le charbon n'est jamais spontané chez l'homme;

2° Il peut l'être chez les herbivores, les germes existant sur les plantes de certaines contrées. Ce germe pourra être détruit par l'emploi d'un engrais insecticide indiqué par nous dans notre livre : *Du Charbon* (1872) ;

3° La mort a lieu par suite d'une fermentation.

4° Le bichlorure de mercure employé au début peut tuer les bactéridies avant qu'elles aient pénétré à travers le derme, mais il est impuissant quand cette pénétration a eu lieu ;

5° La bactéridie du charbon a été découverte par MM. Rayer et Davaine, mais cette découverte s'est bornée à la simple constatation de l'existence de la bactéridie dans la pustule et quelquefois dans le sang des animaux charbonneux. Ni l'un ni l'autre n'a eu l'idée d'attribuer la maladie à la bactéridie, ou d'instituer un traitement.

6° Le Dr Déclat est le premier qui ait attribué le charbon à la bactéridie, et indiqué un traitement consistant à porter un antiferment dans le sang envahi par elle. Les médicaments sont *l'acide phénique*, le *phénate d'ammoniaque*, *l'iodo-phénique* en boissons et injections hypodermiques ;

7° L'usage de l'*acide phénique* en boissons contre la pustule maligne date de 1864 (Mémoire à l'Académie, 2 janvier 1865). Cette priorité est proclamée par M. Bouley (séance de l'Institut, 1er février 1869). Celui des injections hypodermiques inaugurées dès 1865, date officiellement de 1869 (pli cacheté déposé à l'Institut le 21 mai 1869, ouvert le 29 septembre 1873).

Les nos 14 (1877), 15, 16, 17 (1878) contiennent des articles consacrés à la théorie et à l'histoire des recherches faites sur la cause de la pustule maligne. Le premier mémoire de MM. Joubert et Pasteur y est reproduit. Ce mémoire établit d'une façon incontestable 1° que la bactéridie de Davaine s'est montrée dans tous les cas de charbon observés par les deux savants ; 2° qu'en séparant cette bactéridie de tout autre élément fermentatif ou virulent, et en l'introduisant dans des tissus animaux, le charbon se développe infailliblement à la suite de cette introduction ; 3° que lorsqu'on introduit dans les tissus toute autre substance provenant de corps charbonneux, le charbon ne s'y développe jamais.

A l'occasion de ce mémoire, nous avons insisté sur ce fait que l'école expérimentale, dont la valeur et la puissance sont incontestables, n'accorde pas assez aux démonstrations rationnelles ; que des faits il ne peut rien sortir que par le raisonnement ; que, s'il est incontestable que la bactéridie produit le charbon, il ne l'est pas moins qu'un corps ne puisse se reproduire s'il n'est organisé et vivant, raisonnement qui prévaut non seulement pour le charbon, mais pour toutes les maladies contagieuses au moins. Enfin nous répondons à cet argument de laboratoire que, si pour détruire les bactéridies charbonneuses en culture il faut une solution d'acide phénique à 5 0/0, on ne pourrait pas introduire cette solution dans le sang et qu'il n'est donc pas possible de guérir le charbon par l'acide phénique.

Il n'y a nulle assimilation possible entre un bouillon de culture inerte et l'organisme vivant, qui de lui-même lutte contre les microbes pathogènes et n'a souvent besoin que d'un faible secours pour vaincre ses ennemis.

Le n° 23 (1880) est presque tout entier consacré à l'examen d'un travail de M. Davaine dont il importait de rectifier les conséquences au moins possibles, ainsi que les conclusions pratiques déduites d'observations cliniques insuffisantes et d'expériences défectueuses.

Il avait fait des mélanges de virus charbonneux et de solution d'iode à divers degrés, avait injecté ces mélanges et concluait comme si la neutralisation du virus charbonneux devait avoir lieu dans l'économie comme dans un matras, première erreur. De plus, il ne paraissait pas soupçonner qu'un antiferment cent fois plus puissant qu'un autre dans les cornues, mais cent fois plus nocif pour l'économie, est inférieur à ce premier en valeur thérapeutique.

Le travail de M. Davaine annonçait une nouvelle méthode de traitement de la pustule maligne, nouvelle méthode consistant non dans la substitution d'un caustique nouveau aux caustiques usités jusque-là, mais dans l'introduction de médicaments par les voies gastriques ou la voie hypodermique. Il citait à l'appui dix observations de guérisons dans lesquelles l'iode avait été employé, mais tantôt après cautérisation par le fer ou par le sublimé, tantôt en concurrence avec l'acide phénique, et concluait à l'efficacité absolue du traitement iodé dans les affections charbonneuses.

Nous avons démontré : 1° que le traitement phéniqué présentait plus de sécurité que le traitement iodé ; 2°

que loin d'être ennemi du traitement iodé, nous avions nous-même préconisé l'iode à titre d'antiseptique puissant ; 3° que, du moment que l'antiferment, iode ou acide phénique, était introduit par les voies digestives ou par la voie hypodermique, la nouvelle méthode de M. Davaine n'était autre que la méthode inaugurée par nous en 1863 ; 4° qu'enfin le conseil de M. Davaine de faire les injections iodées dans la pustule même était dangereux à suivre exclusivement, en ce qu'on ne peut jamais fixer le temps pendant lequel le ferment charbonneux reste circonscrit dans la pustule.

Le n° 24 (1881) contient une communication faite par M. Trélat à l'Académie, d'une guérison de pustule maligne par une cautérisation à la pâte de Vienne huit jours après l'inoculation, et des injections phéniquées au 100° faites dans les régions occupées par l'œdème, en traçant une sorte de grande circonférence autour du foyer. Du 19 mai (1877) au 22, amélioration et continuation des injections ; potion phéniquée à 50 centigrammes d'acide phénique. Le 28 on supprime les piqûres et le 30 la potion.

C'est un fait, dit M. Trélat, à ajouter à ceux qui témoignent en faveur des injections sous-cutanées. Et il conclut en disant : J'ai employé il y trois ans l'acide phénique ; mais si j'avais de nouveau à soigner une pustule maligne, je mettrais sûrement à profit les indications précises que nous a données M. Pasteur, et je me servirais de la teinture d'iode.

Nous avons relevé la profonde logique de cette conclusion, en faisant remarquer que les prétendues indications précises de M. Pasteur étaient des indications peu précises données par M. Davaine.

Il ressort des faits et des théories que nous venons de

rappeler la même vérité et la même règle que des observations relatives au cancer : le traitement local employé seul risque toujours d'être insuffisant. Il n'y a jamais de danger et il peut toujours y avoir avantage à administrer par les voies digestives et par la voie hypodermique un antiseptique dont la valeur et l'innocuité sont également assurées. Or le plus sûr, à cause de la rapidité de son action dans une maladie à marche rapide, est *l'acide phénique*, soit seul, soit associé à l'iode et à l'ammoniaque, tel que le fournissent nos préparations spéciales.

Choléra. — V. Nouv. App. 1865, p. 121 ; Traité 1874, p. 604 ; Manuel 1890, p. 125.

Le n° 13 (1877) contient une observation du Dr A. Mouchot, qui a perdu une malade du choléra asiatique sporadique après l'avoir remise, par la médication phéniquée, dans un état de convalescence qui ne pouvait faire présager un dénouement fatal.

La malade, âgée de cinquante-quatre ans, est d'une constitution profondément débilitée. Plusieurs jours de diarrhée prémonitoire négligée ; terreurs à l'annonce de plusieurs cas de choléra dans son voisinage. Le 27 novembre, vomissements bilieux, selles rhiziformes, cyanose, refroidissement, urines supprimées. Médication classique jusqu'au 29, sans résultat. Le 29, injections hypodermiques au *phén. amm.* Amélioration ; sirop d'*ac. ph.* à l'intérieur. Bouillon le 29 au soir. Le 30, retour des urines ; aliments pris et digérés. Le 3 décembre, la malade se lève et plaisante sur ses terreurs. Le 4 au matin, coma profond et dyspnée.

« Peut-être, dit l'auteur de cette observation, sans la crainte pusillanime d'être blâmé par deux confrères plus âgés que moi, si j'avais tout d'abord usé de la médication phéniquée, n'aurais-je pas eu à déplorer la perte de la malade. Elle eût été moins déprimée malgré sa constitution débilitée, si les accidents avaient été enrayés plus tôt. »

Dans le nº 27 (1884), quatre guérisons de cholériques :

1º *Observation du Dr Filleau.* — Mme D., quarante-cinq ans, Paris, 23 août 1883 : diarrhée rhiziforme, crampes, cyanose, anurie de vingt-quatre heures, soif, ventre rétracté, froid.

Inj. hyp. d'*ac. ph.* Champagne au sirop phéniqué. Guérison après quinze jours de cachexie cholérique. Vérification faite par le médecin-inspecteur.

2º L., trente-sept ans, Paris, 17 août 1871. Diarrhée depuis quatre jours. Muscles contractés douloureusement, dyspnée intense, peau violacée et froide; diarrhée et vomissements incessants; anurie de vingt-quatre heures.

Quatre inj. hyp. d'*ac. ph.* associé au *phén. amm.*; sirop *phéniqué;* amélioration subite trois minutes après les injections. Un peu plus tard, réaction violente avec quelques apparences typhoïdes. Trois injections nouvelles, amélioration. Bouillon supporté le soir. Nuit calme du 17 au 18. Guérison en quelques jours.

3º M. M., quarante-trois ans, Paris, 8 juillet 1871. Diarrhée rhiziforme, crampes, vomissements, anurie, refroidissement sans cyanose.

Deux inj. hyp. d'*ac. ph.*; sirop de *phén. amm.* et d'*ac. ph.* Guérison en peu de jours, mais le malade, revu un an après, a conservé une certaine délicatesse d'estomac.

4º Lettre de l'abbé Malizer, curé à Revest, près de Toulon, constatant que le *phénate d'ammoniaque* a opéré une guérison merveilleuse sur un cholérique fortement atteint, 20 juillet 1884.

Le même n° 27 contient des instructions contre le choléra et les principales épidémies.

Préservation. — Prendre chaque jour une cuillerée de sirop d'*ac. ph.* ou de *sulfo-ph.*

Un moyen de prophylaxie moins coûteux, à l'usage des ouvriers, employés, domestiques, consiste à mettre un flacon de *glyco-phénique* dans 3 litres 1/2 d'eau ayant bouilli, à sucrer si l'on veut, et à faire prendre à la dose de trois verres à bordeaux par 24 heures, un quart d'heure avant le repas.

Traitement. — Dès qu'il y a diarrhée, une cuillerée de sirop au *phén. amm.* toutes les deux heures. Pour la diarrhée intense et blanchâtre, une cuillerée chaque demi-heure, et lavement d'amidon avec une cuillerée à café de *glyco-phénique* et de cinq à dix gouttes de laudanum, à renouveler à chaque garde-robe. Dès qu'il y a vomissement, une inj. hyp. d'*ac. ph.* ou d'*iodo-ph.* toutes les trois heures. — Si les symptômes persistent, inj. hyp. toutes les heures en ajoutant, à la troisième, cinq gouttes de solution normale de morphine, et dix gouttes à la quatrième s'il n'y a pas d'amélioration. — Dès que la peau se colore en bleu, inj. hyp. au *phén. amm.* filtré.

Nous tenons du Dr Péan la formule d'un médicament dont il nous affirme que cinq ou six cuillerées ont suffi pour arrêter la diarrhée prodromique du choléra.

Eau distillée de laitue.	90 gr.
Eau de menthe poivrée.	20 gr.
Extrait de monésia.	1 gr.
Sp. acétate de morphine	30 gr.

Un cuillerée à bouche toutes les heures dans les cas

peu intenses, toutes les demi-heures dans les cas plus graves.

Le n° 29 (1885) rend un compte sommaire et incomplet des vaccinations anticholériques pratiquées en Espagne par le Dr Jaime Ferrán.

L'étude du volume intitulé : *La Inoculacion preventiva contra el cólera morbo asiatico, por* J. Ferran, *con la colaboracion de los Dres Gimeno y Pauli, Valencia*, 1886, nous permet d'entrer dans quelques détails plus précis, ce que nous faisons d'autant plus volontiers que le sujet est nouveau pour bien des Français et que le Dr Ferrán a été chez nous officiellement calomnié, surtout au sujet des vaccinations anticholériques.

Pendant l'épidémie de choléra qui désola l'Espagne en 1885, le Dr Jaime Ferrán, actuellement directeur de l'Institut microbiologique de Barcelone, pratiqua des vaccinations prophylactiques contre ce fléau. Sa découverte fut le salut d'un grand nombre de ses compatriotes, mais ne lui valut, à l'étranger et notamment en France, que calomnie et dénigrement. La mission envoyée de ce pays pour *étudier les résultats des vaccinations* anticholériques se posa devant lui en jury d'examen et émit l'intolérable prétention d'imposer son programme et la marche de l'expérimentation à celui dont elle n'avait qu'à suivre les agissements. Le Dr Ferrán refusa de garder l'attitude d'un écolier devant des gens qu'il ne pouvait, comme il le dit, considérer comme des maîtres en cette matière. Il le pouvait d'autant moins, que la commission ne connaissait même pas la teneur de la note adressée quatre mois avant à l'Académie des sciences et publiée par elle. Cette note donnait in-extenso la manière d'obtenir le vaccin anticholérique; tout homme ayant la pratique des cultures de bacilles pouvait, sans autre éclaircissement, préparer le liquide vaccinal aussi bien que le Dr Ferrán lui-même. Ignorant le fait, les membres de la commission insistèrent tout d'abord pour que le Dr Ferrán leur révélât sans aucune restriction le *secret* de sa préparation. Ferrán, outré de leurs prétentions, de leur attitude rogue et professorale et de leur ignorance en la matière, se fit un malin plaisir de leur laisser croire à ce *secret*, public depuis quatre mois, et insista pour qu'ils voulussent bien s'enquérir des résultats, faire eux-mêmes des vaccinations et dresser leurs statistiques. La commission fut intraitable. Ferrán, débordé de travail, ayant mille vaccinations à faire chaque jour, opposa à ses exigences des refus catégoriques. Les relations se rompirent, et les commissaires qui, dans une lettre du 1er juillet au ministre du commerce, avaient déclaré qu'ils ne pouvaient se prononcer sur *la valeur des inoculations sans connaître dans tous leurs détails les procédés employés pour la culture et l'atténuation des virus*, crurent pouvoir *se faire une opinion sur la valeur probable des procédés employés et sur le résultat des inoculations*, comme le dit leur rapport, et se mirent à étudier *quoquomodo* ces résultats, ce par quoi ils avaient obstinément refusé de commencer, bien que ce fût la seule marche naturelle, la seule possible, le véritable objet de leur mission et le point important à éclaircir. Cette opinion, ils se la firent en trois jours d'études et la consignèrent dans un rapport qui n'est qu'un tissu d'observations hâtives, incomplètes, présentées avec passion et malveillance.

Nous ne pouvons reproduire ici la réfutation digne et modérée qu'en a faite le Dr Ferrán dans le livre cité plus haut. Il nous suffit de donner le résultat sommaire des statistiques contenues dans l'appendice qui termine ce volume, statistiques revêtues de tous les caractères et de toutes les garanties d'authenticité désirables. Une note imprimée à la suite nous informe que tous les états ne sont pas encore dressés au moment où s'imprime le livre dont la publication ne peut être retardée pour attendre les documents qui manquent.

Dans vingt-huit centres dont la population varie entre 500 et 16,000 habitants, le Dr Ferrán ou ses collaborateurs ont pratiqué près de 33,000 injections (32,432 dans vingt-six centres, le chiffre des inoculés manquant dans deux statistiques).

Sur 33,000 vaccinés, le choléra n'a fait que 116 victimes dont quelques-unes souffraient d'autres maladies au moment de l'invasion du fléau; d'autres étaient déjà envahis au moment de l'inoculation; d'autres enfin ont été envahis avant les cinq jours de traitement nécessaires pour donner l'immunité.

Quant au secret dont la commission exigeait impérieusement la révélation au 30 *juin* 1885, le voici textuellement extrait de la note adressée de Tolosa, le 31 mars 1885, à l'Académie des sciences, par le Dr Jaime Ferrán et publié par cette même Académie le 15 avril 1885.

« Lorsqu'on injecte dans le tissu cellulaire sous-cutané d'un petit cochon d'Inde, une culture de bacillus-virgule dont la semence provient de colonies qui ont évolutionné sur plaques (ces colonies étant engendrées par des germes procédant directement des excréments d'un cholérique), il se produit....

« On obtient le maximum de virulence en semant une goutte de magma blanc opaque, procédant d'une ou de plusieurs colonies, dans du bouillon très nutritif et légèrement alcalin, l'incubation faite dans l'étuve à 37° ne devant durer que le temps nécessaire pour que le bouillon devienne trouble. »

Si ces indications ne suffisaient pas à des bactériologues, — il est vrai que M. Brouardel n'avait guère de droits à faire partie de la commission, au moins à ce titre, — le rapport de l'Académie royale de Barcelone du 11 MARS 1885 était un peu plus explicite. En bien cherchant, on aurait trouvé à Paris un homme capable de traduire ce rapport, qui disait :

« On sema de la graine provenant d'une colonie dans un matras qui contenait 50 cent. cubes de bouillon. On se servit pour cela d'un tube capillaire stérilisé qu'on fit passer à travers le bouchon d'ouate, en poussant la semence au moyen d'un courant d'air filtré. La culture, au bout de six heures d'incubation à 37°, fut divisée en deux parties. L'une fut filtrée à travers une bougie Chamberland..., etc. Le liquide filtré fut stérile. Il n'y apparaissait aucun organisme. 12 cent. cubes de ce liquide injectés à un cobaye ne produisirent qu'une légère indisposition qui dura deux heures et qu'il faut attribuer sans doute aux piqûres, à la distension du tissu cellulaire et à la grande quantité de liquide qui dut être absorbée. On ne trouva d'organisme d'aucune espèce dans son sang, ni aucune modification des hématies.

« L'autre partie ne fut pas filtrée. 6 cent. cubes injectés à un autre cobaye de même taille, occasionnèrent un refroidissement intense en dix heures et la mort à bref délai. »

Un peu plus loin, en parlant de l'action du bacille-virgule inoculé à l'homme en injections hypodermiques, le même rapport dit clairement:

« Avec les mêmes cultures qui furent employées sur les animaux, cultures de caractères microscopiques identiques (spirilles, virgules), on fit diverses inoculations sur l'homme... »

On comprend qu'après avoir ainsi exposé au grand air son secret, le Dr Ferrán ait laissé ces messieurs dans leur ignorance. Le tour est de bonne guerre.

Quant à la découverte du Dr Gamaléia, s'il y a découverte, elle est postérieure à celle du Dr Ferrán. Elle consiste à avoir constaté qu'on peut exalter la virulence du bacille-virgule en le cultivant en série chez des pigeons. Mais cette virulence se trouve à un égal degré dans les premières cultures du Dr Ferrán, faites avec de la semence provenant directement des déjections d'un cholérique. Le Dr Gamaléia est allé chercher bien loin ce qu'il avait sous la main.

De plus, les preuves de la méthode Ferrán sont faites, celles de la méthode Gamaléia, identique de tout point, sauf la différence indiquée, à celle du Dr Ferrán, restent à faire. Plus de 50,000 personnes ont été inoculées et préservées du choléra en Espagne où, dans plusieurs localités, le fléau fut brusquement arrêté dans un intervalle de cinq jours, comme l'attestent des statistiques irréfutables, quoi qu'on en ait dit dans un pays où il y a plus d'administration que de l'autre côté des Pyrénées, mais pas plus de certitude dans les paperasseries officielles.

De l'histoire de cette découverte, qui est encore à écrire chez nous, deux points au moins sont bien établis : c'est que la commission française chargée de l'étude de cet important objet a été au-dessous de sa tâche pour ne pas dire plus, et que le Dr Ferrán reste sans conteste le promoteur des vaccinations anticholériques, bien que nos savants aient accordé à son imitateur un appui dont le but était surtout de corroborer les affirmations plus que légères portées contre le Dr Ferrán en 1885.

Dans ce même n° 29, deux lettres : l'une de M. W. Fox, manufacturier à Amiens qui, ayant suivi les conseils prophylactiques qu'il nous avait demandés dans l'épidémie de 1866 (lavages et arrosages phéniqués), n'a pas perdu un seul ouvrier sur 150; l'autre adressée de Viravagua (1869) au Dr Quesneville, constate qu'au moyen des mêmes arrosages phéniqués, un pueblo de 300 âmes a été complètement préservé du choléra qui faisait tous les jours des victimes à deux lieues de là, et a vu disparaître les fièvres intermittentes qui sévissaient quatre ou cinq fois par an, ainsi que les puces, chiques et mouches qui pullulaient auparavant.

Contagion. — Le n° 6 (1875) contient trois observations de transmission à distance des ferments de la scarlatine, relevées dans le journal *The Lancet* de janvier 1875.

1° Le Dr L., d'Exmonth, reçoit d'un de ses amis la nouvelle de la mort d'un enfant, emporté par une scarlatine grave. Il n'y avait point de cas de scarlatine dans le pays. Au bout d'une semaine le Dr L. est pris de scarlatine bénigne.

2° Le Dr H., est appelé auprès d'un enfant scarlatineux. Point de scarlatine dans le pays. Les parents de l'enfant avaient reçu d'une famille où avait sévi la scarlatine des cartes que les Anglais s'envoient à la Noël.

3° Un enfant meurt de scarlatine après avoir joué avec une lettre reçue par ses parents d'une famille où un enfant venait de mourir de cette maladie.

Coqueluche. — N° 14 (1877). Lettre d'un confrère relatant trois guérisons immédiates par notre sirop, dont la formule est : dans un flacon de 300 gram. de sirop ou de sol. diab. au phénate d'ammon. mettre de 0,50 à 0,70 centigr. de poudre de racine de bel'adone cueillie avant la floraison de la plante. Agiter chaque fois le flacon pour répartir dans tout le liquide la poudre qui se dépose. Donner de ce mélange 1 cuillerée à café par six mois d'âge, trois fois par jour.

Coryza. — V. Manuel 1890, au mot.

Traitement indiqué au n° 6 (1875).

Coryza chronique.—Observation extraite du Traité de 1874 p. 843. Mlle X., Anglaise de 25 ans, atteinte d'une affection qui remonte à cinq ans. Au début, saignements de nez renouvelés jusqu'à quinze fois par jour, presque toujours du même côté. Plus tard, formation de croûtes qui, en se détachant, causaient de nouvelles hémorrhagies. Au bout de trois ans, suppression de ces accidents, remplacés par des douleurs et de la tuméfaction du nez, respiration gênée, matière odorante d'aspect purulent. Traitements divers sans résultat.

Au moment où je vis la malade, muqueuse nasale très sensible au toucher, violette, épaisse, formant des bourrelets; sécrétion muco-purulente assez abondante et de très mauvaise odeur; respiration gênée.

Pulvérisations de 10 minutes à l'eau *phén.* à 1 p. 100 quatre cuill. par jour de sirop d'*ac. ph.* Ulcérations cicatrisées en six semaines, guérison complète en deux mois.

Couches (Femmes en). — V. Sages-femmes.

Croup. — V. Nouv. appl., 1865, p. 153; Traité, 1874, p. 499; Manuel 1890, au mot.

Le traitement antiseptique du croup se trouve formulé au n° 9 (1876), dans ma lettre adressée le 3 novembre 1875 au Dr Lenouriche1, de Lesparre, intervenu trop tard dans un cas de croup et qui nous avait demandé des indications précises.

1° Traitement local.— Badigeonnage au *glyco-ph.* pur. — Vaporisation de *glyco-ph.* additionné de cinq fois son volume d'eau et de 2 grammes de *sulfure rouge de mercure* par bouteille de *glyco-ph.*, à tenir en ébullition sous les rideaux fermés.

2° Traitement interne. — Pour un enfant de cinq ans, par 24 heures, de 6 à 8 cuil. à soupe de sirop *d'ac. ph.* additionné d'eau pure pour tisane; ajouter deux ou trois cuill. de sirop au *phén. amm.* dès qu'apparaissent les fausses membranes; éviter les cautérisations aux nitrates et aux acides; se borner à l'*ac. ph.* et à l'*iode*, et *ne pas toucher l'épiglotte* dont l'œdème peut être mortel. Inj. hyp. de la sol. spéciale d'*ac. ph.*, à raison de trois pour 24 heures, dès l'apparition des membranes. Si elles persistent, remplacer la sol. d'*ac. ph.* par la sol. au *phén. amm.*

Nous avons depuis recommandé de donner deux inj. de *phén. amm.* de cinquante gouttes au lieu d'une de cent gouttes, et de filtrer la solution au moment de l'usage.

Le n° 22 contient la critique d'un traitement antiseptique du croup, au moyen d'inhalations de térébenthine et d'injections d'*ac. ph.* à 3 0/0 dans les amygdales, traitement constitué par le Dr Taube, de Leipzig.

Le n° 28 (1885) relate deux cas de croup guéris par

le *phénate d'ammoniaque* (une cuillerée à café toutes les demi-heures), les badigeonnages et les inhalations au *glyco-ph.* Dans un de ces deux cas, la trachéotomie avait été déclarée nécessaire par trois médecins appelés en consultation, avant l'application du traitement antiseptique.

Angine couenneuse en 1864. — *Observation* extraite des *Nouvelles applications*, 1865.

Le 22 août 1864, appelé en toute hâte à Dublin, je trouve M. de V. atteint d'angine couenneuse au septième jour, et Mme de V. au second jour de la même affection.

. Cautérisation au pinceau avec *ac. ph.* à 50 0/0 dans l'alcool chez M. de V. Les fausses membranes se détachent promptement.

Chez Mme de V., le mal est plus tenace. Le 16, toute la partie visible de la gorge est envahie. Le 17, respiration sifflante, *chant du coq;* pouls à 110. — J'emploie les pulvérisations *phéniquées* avec l'appareil de Luer. Suffocations et envies de vomir, salivation abondante; à la suite, fraîcheur dans les tissus, sommeil dans la nuit. Le 18 dans la nuit, mêmes pulvérisations. L'*acide ph.* est remplacé par le chlorate de potasse, pour éviter la sensation de brûlure dont la malade se plaignait; mieux sensible. La malade peut avaler du bouillon; assise sur son lit depuis deux jours, elle s'étend et dort. Nuit du 18 au 19, bonne. Dernières pulvérisations douloureuses, le pulvérisateur lançant l'eau en jet filiforme, au lieu de la disperser en poussière. Les fausses membranes se détachent par les efforts de la toux et de l'expectoration. Le 20, convalescence.

Angine couenneuse et scarlatine. — *Observation* de 1872. (Traité de 1874, p. 503.)

Le 22 janvier 1872, Mlle d'A. se couche souffrante. Le 23 dans la nuit, respiration anxieuse, menace d'asphyxie; plaques blanchâtres dans la gorge. Appelé à 4 h. du matin, je trouve la malade dans une anxiété extrême, respirant la bouche ouverte et la langue pendante au dehors; amygdales, voile postérieur, arrière-gorge avec fausse membrane épaisse et très adhérente; le reste de la bouche légèrement phlogosé; toux rauque, voix éteinte, fièvre intense, pouls 150-160. Plaques d'exanthème scarlatineux sur diverses parties du corps. — Pulvérisation prolongée dans la gorge, 2 inj. hyp. de 5 gr.; fumigations *phéniquées* près du lit; de dix à quinze cuil. de sirop *phéniqué* dans les 24 heures. — Peu de changement dans la journée; douleur de gorge diminuée, fausses membranes stationnaires. Même traitement.—Le 24, fièvre moindre, pouls 140-150; moitié antérieure de la langue rouge comme dans la scarlatine. Fausses membranes plus épaisses, moins dures, mais encore adhérentes. Respiration toujours pénible et imparfaite. Même traitement. — Appelé en hâte dans la journée, je trouve la malade dans un état très alarmant; suffocation imminente, face bleuie, peau rouge violacé; 4 inj. hyp. de *phén. amm.* Quelques heures après, détente très prononcée. La malade peut avaler le sirop phéniqué et le soir du bouillon et du lait. Sommeil jusqu'au matin. Au réveil, grande difficulté de respiration et agitation de quelques heures, au bout desquelles commence le crachement de fragments des fausses membranes; accès de suffocation. La malade introduit ses doigts dans le fond de la bouche, pour aller y arracher les plaques diphtériques. A mesure qu'elle se débarrasse de ces produits morbides, la vie revient comme un flot montant. Le lendemain, la convalescence est commencée, la malade prend de la nourriture.

Cystite. — V. Nouv. appl., 1865, p. 51; Manuel 1890, au mot.

Observations. — 1° N° 3 (1874). Lettre d'un malade qui, à l'âge de 64 ans, atteint depuis seize mois de catarrhe de la vessie et de cystite, s'est guéri par quatre injections intra-vésicales au 20e (un 200e d'ac. ph.), qu'il gardait jusqu'à la miction naturelle. Une récidive à la suite d'un refroidissement, guérie par le même moyen. Guérison datant de dix ans, sans rechute en 1874.

2° Guérison de cystite chronique, observation du Dr Biéchy, de Sassenage. Homme de quarante-six ans, syphilitique. Guérison des accidents syphilitiques par l'iodure de potassium; tous les remèdes échouent contre la cystite. Au premier jour du traitement antiseptique entrepris sur notre conseil (23 septembre), 1,500 gr. d'urine contiennent 60 gr. de pus. Injection intra-vésicale d'*eau glyco-phéniquée*, inj. hypod. de 100 gouttes d'*iodo-ph.* à 2,50 0/0 préparation de Chassaing.

Au 25 septembre, deux inj. *iodo-ph.* avec addition de 0,25 d'iodure de potassium, portés plus tard jusqu'à 1 gr. dans quatre injections. Au 26 septembre, l'urine est moins chargée de pus. Au 30 septembre, elle n'en contient plus. Au 8 octobre, le malade fait une course de quatre kilomètres sans éprouver la moindre pesanteur. Du 9 au 14 octobre, suppression de l'iodure de potassium et inj. de sol. d'*ac. phén.* simple. Depuis cette date, le mal a disparu.

Dartre. — V. NOUV. APPL., 1865, p. 97 ; TRAITÉ, 1874, p. 255-341 ; MANUEL 1890, au mot.

Observation. — N° 20 (1879). M. T., en mars 1876, porte au coude une dartre sèche farineuse. Environ huit ans auparavant, au bas de la jambe, première dartre, guérie par une application de pommade; apparition et disparition successives de dartres légères jusqu'en 1871 où se montre le mal actuel. Démangeaisons très vives, pellicules blanches abondantes; par moments peau très rouge. Traité sans succès, depuis 1874, par l'iodure de potassium et les bains sulfureux; saison à Enghien.

D'avril à juillet, sirop *sulfo-ph.*; seconde saison à Enghien. Amélioration peu sensible.

Régime prescrit en septembre : sirop *iodo-ph.* et sirop d'*ac. ph.* alternés, trois cuillerées par jour; laver tous les jours la dartre à l'*eau de Montecristo,* et la toucher ensuite avec la Keimêline; bains au *glyco-phén.*, au carbonate de soude et à l'amidon.

Les démangeaisons cessent, mais l'étendue de l'éruption ne diminue pas. Inj. hyp. d'*ac. phén.* et d'*iodo-ph.*; cautérisations à la solution caustique, ou sol. normale (alcool 50, ac. phén. 50), renouvelées deux ou trois fois sur l'épiderme nouveau. Guérison complète en novembre 1877. Aujourd'hui j'appliquerais des cristaux d'*ac. phén.*

Diabète. — V. MANUEL 1890, au mot.

Le n° 5 (1875) contient une lettre du Dr Augé, de Reuilly (Indre), où il est dit que, partant de cette affirmation relevée dans la thèse d'agrégation du Dr Brou ', que la matière glycogène, sous l'influence d'un ferment analogue à la diastase, est changée en glycose, il a traité un diabétique par l'*acide phénique* à la dose de deux gouttes matin et soir dans un verre de vin aux repas, et qu'au bout d'un mois toute trace de sucre avait disparu (trois analyses).

Expérience confirmée dans un cas analogue, mais où des doses plus élevées avaient été employées par nous (six gouttes).

Observation de diabète avancé, guéri par le *phén. amm.*, le *glyco-phén.*, l'*eau de Montecristo*.

N° 18 (1879). Mme M., traitée sans succès par le régime et les eaux de Vichy. Amaigrissement notable depuis un an, soif ardente, abondance et décoloration des urines.

1° Démangeaisons aux parties génitales, guéries par l'*eau de Montecristo ;*

2° Sécrétion salivaire supprimée ; rétablie par le *phén. amm.*, solution spéciale pour diabétiques, en boisson ;

3° Insomnies disparues ;

4° Ramollissement des gencives, guéri par lotions à l'*eau glyco-phéniquée ;*

5° Vue rétablie dès la deuxième semaine du traitement.

Guérison parfaite. Traitement continué, mais d'une manière moins rigoureuse.

A la suite de cette observation, examen de quelques controverses relatives à la valeur de l'acide salicylique dans le traitement du diabète. Cette valeur est contestée à tort par certains médecins allemands et le *Journal de thérapeutique*. Mais les doses de neuf à dix grammes par jour, que ce journal appelle *modérées*, ne peuvent être que nuisibles, et cela dès le premier jour de l'emploi.

Ce médicament entre dans la composition de notre vin antidiabétique ; mais dans l'usage que nous en avons fait, nous n'avons pas oublié qu'il est peu soluble, qu'il peut occasionner des troubles cérébraux et qu'il ne s'élimine pas sans danger pour les reins affaiblis ou fatigués, toutes raisons pour lesquelles ceux qui l'ont prôné du haut des tribunes académiques eussent mis une sourdine à leurs louanges, s'ils eussent été des médecins avant d'être des spéculateurs.

Le même article contient la relation d'un cas de mort, attribué par le Dr Empis à l'acide salicylique administré à la dose de 7 grammes, le 27 juin 1877, et de 5 grammes le 28 à un rhumatisant mort le 29, au moment où il venait de prendre un bouillon.

Le nº 30 (1886) contient un article fondamental sur le diabète et son traitement. Trois théories sont en présence pour expliquer la nature de la maladie :

1º Théorie de Claude Bernard : Le foie contient un ferment qui transforme en sucre la matière glycogène formée d'une partie des liquides digestifs. Si le foie contient ce ferment en trop grande abondance, la proportion de sucre formée est trop grande pour être utilisée pour la vie des cellules (un gr. pour 1,000 gr. de sang), et alors il en passe dans les urines.

2º Théorie de la désassimilation cellulaire. Lorsque les déchets de la vie cellulaire ne sont pas normalement excrétés, ils restent dans le sang, repassent dans le foie, et y deviennent glycogène et sucre en surabondance.

3º Théorie du ralentissement de la nutrition (Bouchard). Si les cellules, qui à l'état normal doivent dépenser un gramme de sucre pour 1,000 grammes de sang, ne dépensent pas ce sucre, il reste dans le sang, s'ajoute à la quantité normale que forme le foie, et engendre le diabète.

Toutes ces théories sont vraies, au moins en partie, mais aucune n'explique tous les faits cliniques.

Que ce soit le fonctionnement du foie ou celui des cellules qui soit altéré, la cause de cette altération est microbienne. De là le traitement adopté par nous : Sol. diab. à l'*ac. ph.*, de deux à six cuill. par vingt-quatre heures, une demi-heure avant les repas ou trois heures après. A la rémission des symptômes (polydipsie, polyurie), tous les jours à la fin des repas, un petit verre de notre *vin antidiabétique*.

Chez les tuberculeux, les scrofuleux, remplacer la sol. d'*ac. ph.* par la *sol. diab. d'iodo-ph.*

En cas de fièvre, substituer au médicament choisi la *sol. diab. de phén. amm.*

Chez les dyspepsiques et les rhumatisants, *sol. diab. au sulfo-ph.*

Ces conseils sont suivis de deux observations :

1° Diabète héréditaire chez une jeune femme. Symptômes nerveux bizarres; à certains jours, incontinence d'urine par paralysie du sphincter vésical. — Polydipsie, polyurie; moyenne de 44,55 gr. de sucre par litre d'urine. Au bout d'une semaine, abaissement à 2 gr. 46. — Le traitement est interrompu ; retour du mal après de fortes émotions : 20 grammes de sucre par litre. Reprise du traitement ; diminution considérable de la glycosurie au bout d'une semaine.

Le père de cette jeune femme, âgé de soixante-treize ans, également diabétique, s'est maintenu en parfaite santé depuis 1867, époque à laquelle il s'est soumis au traitement phéniqué, qu'il a continué à suivre tous les jours, jusqu'à la mort survenue en 1890.

2° Diabète reconnu depuis cinq ans : 66 gr. de sucre par litre. Améliorations passagères obtenues par le *vin antidiabétique*, les eaux de Vichy, un voyage par mer. Rechutes nouvelles : 40 à 60 gr. de sucre. Amélioration rapide par le traitement *phéniqué :* deux cuillerées par jour de *sol. diab. à l'ac. phén.*, un petit verre de *vin antidiabétique* après chaque repas.

Il est à remarquer que ces deux malades ont toujours vu leur mal s'aggraver à la suite d'émotions vives.

Nous avons à faire à ce propos la remarque importante que, très souvent, nous avons vu le diabète intimement lié à des affections cérébrales et à des altérations nerveuses des premières paires. Un de nos malades a vu le diabète se déclarer huit jours après un bouleversement moral causé par de vives contrariétés, des craintes relatives à sa situation et une très forte émotion.

M. Andral a signalé le fait d'un diabète aggravé par le régime des privations et amélioré dès qu'on permit au malade un régime tout différent.

Diarrhée. — V. Dysentérie.

Diphtérie. — V. Croup.

N° 20 (1879). Note sur les relations de la diphtérie épizootique avec la diphtérie de l'espèce humaine. M. Roy, vétérinaire à Feurs, a guéri cette épizootie au moyen des injections hypod. d'acide phénique.

Le n° 22 (1880) contient une communication faite à la Société clinique de Paris, par M. Pétel, sur l'action du camphre phéniqué employé quatre fois contre les vesicatoires diphtériques, et au moyen duquel on a obtenu la guérison *lorsque la diphtérie était localisée à la peau.*

Nous avons fait remarquer à la suite de cette note que l'action du camphre, peu soluble, est douteuse dans ce traitement; qu'il y a lieu de recourir aux cautérisations par l'*acide phénique* ou solide ou en solution dans l'alcool à 50 0/0, surtout d'administrer à l'intérieur le sirop d'*ac. ph.*, le *phén d'amm.* et de recourir aux inj. hyp. de ces deux agents.

N° 22 (1880). La diphtérie cutanée est souvent, dans les hôpitaux d'enfants, consécutive à l'emploi des vésicatoires. Cette infection est locale ou générale, mais l'aspect du mal ne peut révéler son vrai caractère. Le docteur Archambault a employé le camphre phéniqué contre l'angine diphtérique. Le docteur Pétel le croit plus efficace contre la diphtérie cutanée. Il en doit être ainsi, mais il vaudrait mieux, quand le mal peut être généralisé soit avant, soit après la lésion cutanée, user d'un antiseptique propre à combattre l'infection générale, que ne saurait conjurer même un succès momentané remporté sur la manifestation locale.

N. B. — Nous pourrions aujourd'hui proposer, pour traiter les localisations de la diphtérie à la peau, l'acide phénique camphré, préparation faite par équivalents, exécutée par M. Sautereau et exposée en 1890 avec plusieurs autres nouvelles compositions phéniquées.

Au mois d'avril 1890, le docteur Ferrán, chef du laboratoire microbiologique de Barcelone, a présenté à l'Académie royale de cette ville, un mémoire sur la *vaccination contre l'infection diphtéritique aiguë expérimentale*. Ce mémoire est antérieur à celui que M. C. Fraenkel a inséré le 30 décembre 1890 dans le *Berl. Klin, Wochenschrift* sur les *Conditions de l'immunité dans la diphtérie*, ainsi qu'à celui des docteurs Van Schesselnitz et Gray, inséré le 3 janvier 1891 dans le *Medical News*, de Washington. Dailleurs, les études allemandes et américaines ne sont encore que des travaux de laboratoire. Celles de Ferrán sont passées dans la pratique thérapeutique et les vaccinations antidiphtériques ont été essayées par lui sur l'homme, sur lui-même, d'abord, et sur sa famille.

Le docteur Ferrán s'est inoculé à lui-même, sous la peau du triceps brachial, une goutte de virus diphtéritique sans en éprouver d'incommodité. Sa femme, un fils de huit ans, une fille de douze ans et lui-même ont reçu à la même place un dixième de centimètre cube de virus qui tuait les lapins en trente heures à la dose d'un cinquième de centimètre cube. L'enfant eut, au point inoculé, un nodule phlegmasique qui disparut en cinq jours. Chez la mère et chez le père, il y eut les mêmes symptômes, mais avec fièvre locale ; l'incommodité, très tolérable, dura six ou sept jours. Chez la jeune fille il y eut sphacèle du tissu cellulaire ; l'élimination eut lieu après incision, et la guérison dura un mois.

Il a trouvé, en résumé, que des cultures virulentes du bacille de Klebs et Löffler, atténuées par la chaleur, perdent leur virulence tout en conservant leur pouvoir vaccinal. Les cobayes qui ont reçu, dans un intervalle de cinq à dix jours, en trois fois un cinquième de centimètre cube de virus atténué, résistent à l'inoculation de la quantité de culture virulente capable de tuer en trente-six heures.

L'homme peut recevoir, par injection dans le tissu cellulaire sous-cutané, un vingtième de centimètre cube de virus non atténué sans éprouver de désordres généraux, mais seulement des effets locaux aussi manifestes que tolérables et sans danger.

Le virus atténué, à la dose d'un dixième de centimètre cube, occasionne moins d'incommodité que la vaccine Jennérienne.

L'immunité conférée aux animaux par l'injection de cultures du microbe de la diphtérie étant un fait parfaitement démontré, aussi bien que l'innocuité de ces mêmes injections pour l'homme, le docteur Ferrán demande qu'il lui soit permis d'expérimenter ce moyen de prophylaxie contre un fléau qui a fait en Espagne 77,608 victimes de 1880 à 1885.

C'est à propos des effets divers observés sur les animaux servant aux expériences de vaccination, que le Dr Ferrán a mis en lumière l'importance extrême du lieu où va se déposer le liquide injecté. Les mêmes doses déterminent des phénomènes absolument différents suivant la nature du tissu où elles sont injectées : des inoculations de même dose étant faites à certains cobayes très superficiellement, et à d'autres à plus grande profondeur, mais sans atteindre à la cavité péritonéale, les premiers souffrent d'infiltrations gélatineuses et des noyaux de sphacèle plus ou moins étendus se produisent chez eux, tandis que les autres n'éprouvent de désordres généraux ni locaux d'aucune espèce.

Cette observation, dont le premier résultat était de ne pas croire à l'immunité acquise chez les témoins inoculés trop profondément, peut avoir dans d'autres cas une telle importance, que nous ne saurions assez insister sur sa valeur et sur la nécessité d'en tenir le plus grand compte dans toutes les études de vaccination par les virus prophylactiques.

Dysentérie. — V. Traité, 1874, p. 636; Manuel 1890, au mot, pour le traitement.

Sous cette rubrique, nous réunissons les observations de dysentérie proprement dite et de diarrhée chronique. N° 2 (1874), indication du traitement.

Le n° 10 (1876), à la suite du résumé d'une étude du Dr Normand, sur la *diarrhée de Cochinchine*, contient une relation de guérison fortuite de diarrhée chronique par la médication phéniquée. Un homme de 64 ans, en 1871, suit nos indications prophylactiques pour se préserver de la variole qui sévissait pendant le siège de Paris. Les médicaments *phéniqués* ont eu pour effet de le guérir radicalement d'une dysentérie dont il souffrait depuis cinq ans.

N° 12 (1877). Le R. P. Bosch, procureur de la mission de Saint-Joseph-Niazobil (Sénégal), nous informe d'un cas de guérison in extremis de dysentérie du Sénégal. Homme de trente-cinq ans; 70 à 80 selles par jour; évacuations peu abondantes de sang pur; hoquet, pouls irrégulier, ventre ballonné outre mesure, vomissements continuels. Le 29 novembre (1876), six inj. hypod. d'*ac. phén.* Amélioration. Le 30, quatre injections. On donne imprudemment à manger au malade. Rechute grave. Six injections in extremis. Le 1er décembre, les symptômes alarmants s'amendent; le hoquet persiste plusieurs jours. Mais au 9 décembre, le malade est en état de reprendre ses occupations. La guérison est complète, malgré que le manque de médicaments (solution pour inj. hyp. et phénate d'ammoniaque) ait fait trop tôt suspendre le traitement.

Observation. — N° 16 (1878). Communication du Dr Breton.

Diarrhée de Cochinchine, ayant pendant trois ans résisté à tous les traitements (1874-1877). Au bout de ce temps le malade est dans un état désespéré, à peine s'il peut tolérer un peu de lait de vache, de jus de viande, quelques grammes de confiture. Traitement *phéniqué*, commencé au 8 décembre 1877; trois cuillerées de sirop *sulfo-phén.* Au 15 décembre, amélioration sensible, diminution des douleurs intestinales, retour des forces; nuits plus calmes; lait et jus de viande tolérés et assimilés.

Le 18 décembre, recrudescence du mal après un service pénible, mais l'état général continue à s'améliorer. L'amaigrissement disparaît, les muqueuses se colorent. Sirop *d'ac. phén.* substitué au *sulfo.-phén.* (un gr. d'acide phén. par jour) ; augmentation de l'alimentation. Au 31 janvier, le malade a gagné 6 kilogr. 500. En février, il est méconnaissable. Au 25 février, il fait activement son service et part pour la France le 20 mars.

En reconnaissant que l'action puissante de l'acide phénique a donné à tout cet organisme une impulsion favorable et renouvelé la nutrition, le Dr Breton déclare que le quinquina, le bismuth, l'arséniate de soude, les préparations excitantes destinées à agir sur les contractions intestinales, ne sont que des *moyens adjuvants.*

2° M. Ch., pris de diarrhée en 1865 à la suite d'un bain trop froid. Le mal dure 21 mois. Traitement par le bismuth, qui n'agissait que momentanément. Diarrhée arrêtée à Evian, à la suite d'un traitement par affusion dans le lac. Récidive en 1867. Après des intermittences, en 1874 la diarrhée devient chronique et incoercible. Traitement *phéniqué* commencé en mai 1874 ; 1° chaque jour, trois cuillerées de sirop au *phén. d'amm.* une demi-heure avant chaque repas ; 2° après chaque repas, un petit verre de la liqueur dite *de l'Amiral* ; 3° flanelle imbibée d'huile et de *glyco-phén.* à parties égales, à garder sur le ventre toute la nuit.

Régime : 30 gr. de viande crue broyée et passée au tamis dans une tasse de bouillon à avaler en commençant le déjeuner. Pas d'aliments gras ni de sucre. Substituer au vin de l'eau additionnée de vieux cognac.

Au bout de trois semaines, le malade ne conserve qu'une susceptibilité assez grande de l'intestin quand il s'expose au froid. Il prend pendant six mois le sirop d'*ac. ph.*, et cette sensibilité disparait absolument.

Le n° 20 (1871) contient une lettre du Dr Breton, qui déclare que la guérison de l'homme qu'il avait jugé incurable (V. p. 69) est *complète, parfaite, absolue.* « Je reste, dit-il, abasourdi du succès que j'ai obtenu contre toute attente, contre toute vraisemblance, dans les conditions les plus défavorables : une véritable résurrection. »

N° 24 (1811). Compte rendu et conclusions d'une étude du Dr Ch. Bettinger, médecin de la marine, ancien chef de service à l'hôpital de Baria (Cochinchine), publié chez Collin, 5, rue de Crosne, Nancy, d'où il ressort que l'acide phénique est le médicament héroïque des diarrhées des pays équatoriaux. Nous avons rappelé à cette occasion l'obstination aveugle du baron Larrey, en 1870, et la déclaration du Conseil médical de la marine, décrétant le 14 octobre 1872, que *les injections sous-cutanées d'acide phénique avaient été suivies d'accidents graves* qui ne permettaient pas d'en faire l'application dans les hôpitaux de la marine.

N° 29 (1885). Emploi des lavements phéniqués dans la dysentérie par les docteurs Schtchegloff et Kampf. Vingt cas traités par cette méthode sont suivis de guérison, avec amendement des symptômes dès le premier jour.

Le n° 36 (1889) relate la guérison d'une dysentérie prise au Tonkin, et affectant un sujet attaqué en même temps de fièvres intermittentes. Le traitement à la quinine pour les fièvres, le bismuth et le laudanum contre la dysentérie avaient échoué en Asie et en France. Deux inj. hyp. d'*ac. ph.* firent disparaître les accès de fièvre, et le *glyco-phén.* en lavements coupa la dysentérie en très peu de temps.

Nous pourrions ajouter à ces observations un grand

nombre d'autres tout aussi probantes et de date plus récente.

Toutefois, nous avons rencontré en 1890 un malade souffrant depuis plusieurs années d'une diarrhée du Tonkin, dont le mal s'est montré absolument rebelle au traitement phéniqué et a cédé à l'administration d'un remède empirique conseillé par un autre Français qui s'était ainsi guéri de la diarrhée au retour de l'Extrême-Orient : 30 gr. d'écorce de *Simaruba* bouillie dans un demi-litre de vin blanc jusqu'à diminution de moitié, à prendre trois jours de suite.

M. X. a indiqué ce remède à quatre personnes affectées de dysentéries d'origine diverse, qui toutes ont été parfaitement guéries.

Dyspepsie chronique. — TRAITÉ, 1874, p. 1040; MANUEL 1890, au mot.

Observation. — N° 6 (1875). Mme M., jugée atteinte d'une *maladie organique* de l'estomac par le professeur S. Amaigrissement, vomissements constants et constipation opiniâtre. Une cuil. d'élixir de Bernard (actuellement *phos. amm.* de Chevrier) en mangeant, et demi-heure avant chaque tentative d'alimentation, une cuill. de *phén. amm.* Dès le premier jour, deux bouillons sont tolérés. Au bout d'une semaine, la malade digère le jambon, la viande crue et le beefsteak.

Eczéma. — V. NOUV. APPL., 1865, p. 105; TRAITÉ, 1874, p. 268 ; MANUEL 1890, au mot.

Le n° 9 (1876) contient une communication du docteur Schneer, d'Alassio (Italie), nous annonçant plusieurs succès obtenus par nos médicaments, entre autres une guérison d'eczéma très grave.

L'éruption recouvre tout le visage et toute la région cervicale. Toutes les médications ont échoué. Le 8 mai 1875, frictions et lotions à l'*huile glyco-phéniquée*, sirop d'*ac. phén.* Le 13, les démangeaisons sont calmées ; les écailles jaunes, dont la tête chauve était couverte, commencent à sécher. Au 20, le sentiment de lourdeur, dont le malade était très affecté, disparait. Le 24, lotions au *glyco-phén.* étendu d'eau ; les croûtes tombent. Le malade part pour Gênes. Le 14 juin, sirop *sulfo-phén.*; il revient à Alassio, gardant à peine quelques pellicules blanches. Le 15 septembre, la guérison est parfaite, la couleur de la peau normale. Continuation du *sulfo-phén.* et des lotions.

Le n° 15 (1878) relate deux cas d'eczéma rebelle guéris par la médication phéniquée.

1. Mlle M., depuis l'âge de six semaines jusqu'à seize ans, a été affectée d'une maladie cutanée qui prit le caractère d'eczéma : croûtes suppurantes sur le visage et le corps. Traitements internes ou externes appliqués par les docteurs Cazenave, Bazin, Laville, etc., arsenic, goudron, bains, pommades, cataplasmes, non seulement impuissants, mais quelquefois irritants. Le sirop d'*ac. ph.* et les inj. hypod. font en peu de temps disparaître le mal rebelle.

2. Dartre eczémateuse rebelle à tous les traitements, guérie par : *sol. normale* pour faire tomber les croûtes les plus résistantes ; sur les parties dénudées, *eau de Montecristo ;* inj. hyp. d'*iodo-ph.* à la fin du traitement. Sirop d'*ac. ph.* et de *sulfo-ph.*, quatre cuillerées par jour.

3. N° 19 (1879). Eczéma du cou et de l'oreille gauche, devenue douloureuse, fendillée, comme cornée, l'orifice étant à peu près bouché. Traitement : deux,

trois et quatre cuillerées de sirop *sulfo-ph.* par jour, une demi-heure avant les repas. Lotions à l'*eau glyco-phéniquée*. Guérison absolue en six mois.

4. Eczéma des deux oreilles : l'oreille droite est bouchée, la gauche gonflée, rouge et très douloureuse. Traitement : Pulvérisation d'eau avec mélange de *glyco-ph.* et d'*eau de Montecristo* ; de deux à quatre cuillerées de sirop *sulfo-ph.* par jour. Guérison complète.

Observation tirée du Traité de 1874.

M. Dr. atteint depuis six ans d'un eczéma généralisé, a éprouvé au début un tremblement de tous les membres. Le prof. Piorry diagnostiqua un léger ramollissement de la moelle épinière qu'il traita par l'hydrothérapie. A peine rétabli, le malade éprouve à la tête, à la poitrine, au dos, au visage surtout, des démangeaisons avec chute de pellicules blanches; lotions à la teinture d'iode, eau d'Enghien. — M. Hardy ordonne successivement, bains de sublimé, bains de Barèges, bains amidonnés, pilules arsénicales. Amélioration, puis au bout de quinze mois, recrudescence. M. Bonnières ordonne élixir ioduré, cautérisations à l'ac. chlorhydrique et à l'ac. phénique dans l'alcool, liniment oléo-calcaire sur toute la partie malade, y compris la tête qui se couvrait de croûtes jaunes sans cesse renouvelées. — Vésicatoires. — Divers autres traitements : lotions de sublimé, frictions à la pommade Mahon, sirop Mahon; sol. à l'iodure de potassium, acétate d'ammoniaque, valérianate de zinc restent sans effet. L'acide tartrique fait disparaître l'éruption, mais trouble les fonctions digestives. Ce traitement est suspendu, et à ce moment le malade nous est adressé.

Tous les deux jours, pulvérisations *phéniquées* au

visage et à la tête; lotions *phéniquées* au centième pour les autres parties atteintes; deux cuill. de sirop d'*ac. ph.* — Les démangeaisons se calment au troisième jour. Traitement continué pendant trois mois, au bout desquels la guérison fut parfaite. Pas de récidive.

Nous avons dès 1865 publié plusieurs cures d'eczémas au moyen de l'acide phénique. Cinq de ces observations nous ont été communiquées par le Dr Simas, médecin de S. M. le roi de Portugal et de l'hôpital des enfants à Lisbonne. Elles sont presque toutes relatives à des eczémas des parties génitales et des parties environnantes. Il a employé pour les guérir des lotions phéniquées au millième, et la cure des cas les plus rebelles n'a pas duré plus de vingt et un jours. Nous devons faire remarquer que les lotions faiblement dosées sont de rigueur dans les cas qui intéressent les parties génitales, très sensibles à l'action de l'acide phénique, comme nous avons eu soin de le dire dans notre Manuel de 1890, p. 28. Nous dirons encore que lorsque les éruptions eczémateuses et les démangeaisons des parties ne cèdent pas dès l'application du traitement phéniqué, elles relèvent du diabète.

Emménagogue. — V. MENSTRUES.

Engorgement lymphatique.

Observation du Dr G. de Villeneuve 1879. — Inédite.

Jeune homme de 18 ans, lymphatique. Engorgement énorme des genoux et des pieds. Sirop d'*ac. ph.* Molleton de coton très fort imbibé d'eau *glyco-phén.* à 5 0/0 couvert de toile cirée en application pendant la nuit. Guérison en 35 jours. —(V. Tumeurs blanches).

Epithélioma. — V. CANCER.

Érysipèle. — V. TRAITÉ 1874, p. 857. MANUEL 1890, au mot, et *Form.*, *Pansements à demeure.*

Le n° 3 (1874) contient une lettre du Dr E. Jacquard, qui a guéri, au moyen d'injections de solution *phéniquée* faites à travers des tubes à drainage, un phlegmon de la jambe et de la cuisse accompagné d'érysipèle et menacé d'infection purulente.

Les n° 6 et 7 (1875) établissent que nous avons le premier appliqué les injections hypodermiques d'acide phénique au traitement de l'érysipèle, priorité attribuée à tort à Hueter et à Greifswald par le Dr Bœckel, qui reconnaît son erreur.

Quant à la prophylaxie de l'érysipèle par le pansement phéniqué, prophylaxie qu'il dit n'avoir pas obtenue, nous avons, dans le même article, répondu à ce savant confrère que s'il eût employé notre méthode telle que nous l'avons établie et non telle que chacun se l'approprie en la décapitant, il eût obtenu le même succès que le Dr Mundy, le Dr Mosétig et nous pendant le siège de Paris. La cautérisation immédiate des plaies opératoires à la solution normale d'*acide phénique* ou à la solution d'acide salicylique au 5e, avant tout pansement, prévient l'érysipèle.

Nous conseillions dès cette époque d'attaquer l'érysipèle déjà formé avec une compresse de *glyco-phénique* et de cerner le bourrelet erysipélateux avec la solution normale appliquée au pinceau. Depuis, nous avons reconnu la supériorité d'un autre moyen indiqué dans notre *Manuel* 1890, *Form.* à l'art. *Pansements à demeure.*

Le n° 25 (1883) contient la relation d'une tentative faite pour réduire un ulcère cancéreux au moyen de l'inflammation produite par l'inoculation du ferment de l'érysipèle.

L'ensemencement est fait avec des cultures envoyées de Berlin par le Dr Fehleisen. Quatre inoculations successives ont lieu en quatre jours. Au sixième jour, élévation de la température, rougeur de la peau avec infiltration. L'érysipèle se produit et dure trois jours. Nouvelle inoculation et, après huit jours d'incubation, production d'un érysipèle nouveau, plus intense et plus caractérisé. Deux autres érysipèles sont produits à la suite desquels l'ulcère est devenu plus petit et plus profond. Il n'est pas douteux que l'inflammation produite par le micrococcus de l'érysipèle n'ait eu un effet résorbant sur le lymphosarcome, dont les bords seuls ont été envahis sans que l'ulcère même fût affecté. Toutefois on ne peut espérer de ce moyen qu'une amélioration passagère. Le procédé pour développer un ferment éliminateur sur les tumeurs mêmes reste encore à trouver.

N° 27 (1824) : trois observations dues au Dr A. de Latour, de Paterson (New-Jersey, Etats-Unis) :

1° Mlle I. P., vingt et un ans, érysipèle à la 2e période ; yeux fermés, abcès phlegmoneux aux tempes, front boursouflé, cuir chevelu attaqué. Traitement : bandeau au *glyco-ph.* pour circonscrire le mal ; ouverture des abcès, badigeonnage de la partie envahie avec de la *vitelline phéniquée* ; sirop au *phén. amm.* par cuillerées à café chaque demi-heure. Injection hypod. de solut. d'*ac. ph.* Le soir, abaissement de la température, *phén. amm.* par cuillerées toutes les trois heures. — Deuxième jour, calme après un peu de délire la nuit. Toute trace d'abcès a disparu. Une injection hypod., et continuation du *phén. amm.* Le quatrième jour le malade est guéri. Convalescence de six jours.

2° J. P., vingt-sept ans, érysipèle du pharynx ; déglutition difficile, inflammation de toute la bouche, lèvres enflées et violacées. Gargarisme à l'*eau glyco-phén.* toutes les heures; pulvérisations deux fois par jour; sirop de *phén. amm.*, une cuillerée toutes les trois heures. Guérison le troisième jour.

3° C. D., dix-neuf ans. Blessure à la cuisse. Pansement phéniqué. Par défaut de précautions, les agrafes déchirent les tissus. Le surlendemain, inflammation autour de la plaie, sur un pourtour de dix-huit centimètres. Drain dans la plaie et applications d'eau *glyco-phén.* à parties égales. Deux jours de suite, injection hypod. au *sulfo-ph.*; *phén. amm.* une cuillerée. Toute inflammation érysipélateuse disparue le troisième jour. La plaie guérit en peu de temps par les lavages *phéniqués.* « Il est certain pour moi, dit le Dr de Latour, que sans l'action de l'acide phénique, j'aurais eu de la gangrène et surtout de la résorption purulente. »

N° 35 (1888). Indication du traitement de l'érysipèle et relation d'une guérison d'érysipèle de la face, avec phlyctènes gangréneuses et délire persistant, par l'*iodo-ph.* et le *phén. amm.*, en injections hypod. et lavements. — Six cuillerées par vingt-quatre heures de sirop au *phén. amm.* Ce traitement a été appliqué après consultation avec les Drs Hervouet et Dianoux, à Nantes.

Estomac (Affections organiques de l'). — V. Cancer.

Fièvres. — V. Traité 1874, p. 648. Manuel 1890, au mot.

Traité des fièvres intermittentes, Lemerre, Paris.

Les nos 7 et 8 (1876) traitent, sous forme de *demandes* et *réponses*, un certain nombre de questions théoriques et pratiques relatives aux *fièvres intermittentes :*

1° Doit-on dire *la* fièvre ou *les* fièvres intermittentes? On ne peut pas affirmer que les fièvres de types divers soient produites par le même agent. On peut dès lors considérer théoriquement ces divers types de fièvres comme des entités, mais elles sont toutes de même nature, c'est-à-dire de nature infectieuse, microbienne;

2° On est amené à croire à l'identité de la cause par l'identité des symptômes, des conditions de développement, le passage d'une forme à l'autre;

3° L'analogie qui conduit à admettre la nature parasitaire des fièvres intermittentes a guidé les essais de thérapeutique antifermentative;

4° Les boissons phéniquées n'ont pas suffi pour couper les fièvres intermittentes parce que l'acide phénique ne pouvait, par la voie stomacale, atteindre les parasites dans leurs cantonnements. Les injections hypodermiques seules pouvaient le porter dans tout l'organisme;

5° Nous n'avons pas injecté le sulfate de quinine, bien qu'il fût naturel et logique d'y penser, parce qu'une substance peu soluble dans l'eau ne peut passer dans le courant du sang qui est alcalin.

6° Le Dr Salisbury a étudié les *palmellæ*, cellules algoïdes qu'il croit être le ferment des fièvres intermittentes. Elles flottent la nuit entre 10 et 60 pieds audessus des marécages, et donnent la fièvre quand elles pénètrent dans le sang en traversant le poumon. Elles causent peut être la cachexie des moutons en pays marécageux.

N.-B. — On sait aujourd'hui que le ferment paludéen a été découvert et étudié par le Dr Laveran.

N° 10 (1876). Dix guérisons obtenues au Caire par le Dr W. Bull.

1° Dame de 37 ans; fièvre tierce datant d'un an, traitée sans résultat par la quinine, l'arsenic, l'eucalyptus, 2 inj. hyp. d'*ac. ph.*, la veille de l'accès; 3 inj. le lendemain pendant l'accès, qui fut aussi long et plus violent peut-être qu'à l'ordinaire ; 2 inj. le lendemain et 3 le jour de l'accès suivant, qui est retardé de 3 heures et plus faible. Continuation du traitement pendant 5 jours, guérison sans la fatigue spéciale aux convalescents des fièvres en Egypte ;

2° 5 cas de fièvre épidémique d'Hélouan (1876) ; un seul malade a gardé les accès 9 jours. Un autre retourne à Hélouan, siège de l'épidémie, après quatre jours de traitement et récidive, mais il guérit définitivement par une reprise du traitement. Les autres guérissent sans récidive dans une semaine. Ils avaient tous la fièvre *quotidienne*.

Le n° 13 (1877) résume le traitement des fièvres intermittentes à cette époque. Le traitement actuel se trouve dans notre Manuel 1890, au mot.

Observations. — 1° Eugénie P., 29 ans, prise de fièvres intermittentes quotidiennes en 1873. Après intermissions, récidive en 1874. Traitement phéniqué au 1er mai 1874. Suspension de la fièvre jusqu'au 8. Le 9, 2 inj. hyp. Le 11, l'accès n'a pas lieu ; 2 inj. Guérison définitive.

2° Le Dr Dubois, de Saujon, nous informe qu'une fièvre intermittente rebelle a cédé à 2 inj. hyp. de *sol.* d'*ac. ph.* ;

3° Mme E , Passy-lès-Paris. Fièvre datant de 10 ans, plusieurs fois suspendue par la quinine. Récidive en 1874 ; accès durant de 3 heures du soir jusqu'au lendemain, grande lassitude avant et pendant les accès. Guérison, maintenue depuis sans récidive par une seule inj. hyp. d'*ac. phén.* ;

4° *Observ. du Dr Valtier*. J. Villain, mulâtre, pris chaque année de fièvre tierce. Traitement commencé le 27 mai 1874 pendant l'accès, au stade de chaleur, la période algide ayant duré plus de 2 heures, avec agitation et anxiété extrêmes, soif ardente, pouls 102, plein, rude, urines rares et rouges, langue blanche. 2 inj. hyp. de sol. d'*ac. ph.* 6 cuil. de sirop d'*ac. ph.* dans une infusion de camomille. Le 28, 1 inj., 8 cuillerées de sirop. Le 29, accès dont la période algide dure à peine 20 minutes et la période de chaleur, très modérée, une demi-heure. Une inj. hyp. et 6 cuil. de sirop. Guérison complète le 30.

5° *Communication du Dr Vallier.* — Aug. K., 27 ans. Fièvre contractée en 1868 à Nouméa et traitée par la quinine, au grand détriment de l'estomac. Pouls 108, courbature, langue saburrale, urines rares et rouges. 2 inj. hyp. au pourtour de la rate, 8 cuil. de sirop d'*ac. ph.* le 28 août. 1 inj. le 29. Le 30, accès insignifiant; 1 inj. hyp. et 6 cuil de sirop d'*ac. ph.* Pas d'accès le 31. Guérison complète.

6° M. de L., officier au bataillon de tirailleurs Sénégalais, nous écrit de Saint-Louis (1er juillet 1873) que l'*ac. ph.* l'a guéri des fièvres intermittentes dont il souffrait depuis longtemps. Une modification qu'il a portée sans le vouloir à notre traitement a eu de curieux effets. Il était muni d'une seringue de 20 grammes destinée aux inj. hyp. à faire aux animaux, mais il ne devait injecter que le contenu d'une seule division de la seringue (5 gr. = 100 gouttes); trop faible pour pratiquer lui même l'injection, ce malade appela un de ses amis, qui injecta de 300 à 400 gouttes dans chaque piqûre. Le malade éprouva sur le moment une assez vive douleur, due sans doute à l'extrême distension des tissus conjonctifs sous-cutanés, mais s'étant ensuite endormi, il ne s'éveilla que deux jours après, complètement guéri. Le fait que ces injections, de dose exagérée, n'ont produit ni abcès, ni désordres d'aucune espèce, est à noter.

7° N° 16 (1878). M. M., facteur à la poste de Paris, pris de fièvres pendant l'expédition d'Italie (1859). Divers accès combattus avec la quinine, toujours suivis de troubles gastriques et de récidives.

En 1877, les accès deviennent si forts que le malade ne peut marcher; ses jambes sont enflées, le ventre si volumineux que la tunique ne peut être agrafée. Le 12 mai, jour de sa première visite, la rate descend jusqu'à la fosse iliaque. Accès quotidiens suivis de sueurs abondantes; névralgie faciale violente du côté droit. 4 inj. hyp. de sol. *d'ac. ph.* — Le malade sent sa tête tourner en sortant de la consultation, mais une demi-heure après, il mange et s'endort jusqu'à l'heure de son service; sueurs presque nulles. Le 13, 2 inj., dont 1 au *phén. amm.* Le 14, plus de fatigue à monter les étages, plus de frissons ni de sueurs. 2 inj. hyp. La névralgie faciale seule subsiste. Le 15, même traitement. Le 16, le malade lit sans lunettes et parle sans fatigue, alors qu'on le regardait comme atteint d'un commencement de paralysie. Le 17, la névralgie faciale disparaît. Guérison maintenue sans récidive. M. Pasteur a vu ce malade avant et après la guérison.

8° M. W. de N., en 1877, à la suite d'une insolation, est pris d'accès de fièvre intermittente quotidienne. Quinine. En février 1878, la fièvre devient tierce. Même traitement. Seconde récidive en mars, époque où fut commencé le traitement phéniqué. 4 injections, accès coupés. En avril, nouvelles attaques avec vomissements. Le 3e jour, 4 inject., le 4e jour, 4 injections au milieu du déjeuner, terminé après les injections. Guérison complète.

Cette dernière observation démontre que la médication phéniquée peut être appliquée à *tous les moments* dans les fièvres graves.

N° 17 (1878). — Communication du Dr Sensaud, habitant un pays de malaria et de typhoïdes dans le Limousin. 80 fièvres intermittentes guéries sans un seul insuccès. La lettre de ce confrère, reproduite à la p. 187 de notre *Manuel*, contient les observations suivantes :

1° R. Léonard, 14 ans, lymphatique, sujet aux bronchites, atteint en août 1875 de fièvre quarte. Quinine. Plusieurs récidives jusqu'au printemps de 1876. Anémie, rate gonflée, cachexie paludéenne. Ingestion des fébrifuges ordinaires non tolérée. Arsenic et ferrugineux. La fièvre reparait à l'hiver de 1877 et persiste jusqu'en juin 1878. Le 11 juin, 1 inj. hyp. *d'ac. ph.* L'enfant crie et se débat. La seconde injection, qui devait être faite le lendemain, a été inutile. Fièvre coupée sans récidive.

2° R. Marie, 8 ans, sœur du précédent. Mêmes conditions. Fièvre quarte datant de 15 mois. 6 inj. hyp. de 60 gouttes en 5 jours. Cure radicale ;

3° Le grand père et le père de ces deux enfants guéris de fièvre tierce par 4 inj. hyp ;

4° P. François, 63 ans, robuste, bilioso-sanguin, grand buveur. Après 2 accès de fièvre tierce, teint olivâtre, facies affaissé, sclérotique jaune, regard morne. L'attaque a été si violente qu'il y a lieu de redouter un accès pernicieux. Le 14 juin 1877, 2 inj. hyp. de 100 gouttes, à renouveler le lendemain, mais le malade, se sentant mieux, ne vient pas. Accès aussi violent dans la nuit du 15 au 16. Le 16, 2 inj. et 5 cuill. de sirop d'*ac. ph.* Le 17, 1 inj. *d'ac. ph.*, 1 de *phén. amm.*, 8 cuil. de sirop. L'accès manque complètement. Continuation du sirop. 2 nouvelles inj. à 3 jours d'intervalle. Guérison parfaite.

5° Mme T. de L., 36 ans, tempérament sanguin. Quelques accès éprouvés deux ans auparavant ; depuis, amaigrissement, taciturnité, appétit irrégulier, sommeil peu réparateur; plus tard, irascibilité, cauchemars, douleurs sourdes dans les lombes et dans le front. La fièvre éclate le 16 août. Le 17, accès de 16 heures; quinine. 3e accès séparé du second par une rémission d'environ 3 heures. Le 19, teint pâle, yeux cernés, pupille dilatée; douleurs à l'épigastre et aux reins, pesanteur à la tête, enduit jaune brun sur la langue. Pouls mou à 96; un peu de météorisme, quelques gargouillements dans la fosse iliaque droite, chaleur assez vive, décubitus dorsal.

2 inj. hyp. *d'ac. phén.*, 6 cuill. de sirop d'ac. ph. Le soir, 2 nouvelles inj., demi-lavement mucilagineux avec addition d'une cuill. à café de la sol. *d'ac. ph.* pour inj. Le 20, léger accès à minuit jusqu'à 3 heures. 2 inj. *d'ac. ph.*, 1 de *phén. amm.*, 6 cuill. de sirop. — Le 21, la malade paraît guérie; le traitement est suspendu. Le 24, accès de 12 heures. Du 24 au 29, injections *d'ac. ph.* et de *phén. amm.* Les accès ont disparu depuis le 25. Continuation des inj. hyp. du 29 août au 4 septembre. A partir de ce jour, sirop *d'ac. ph.* pendant 15 jours, 3 ou 4 cuill.

6° Le plus jeune des enfants de Mme T. est pris pendant la convalescence de la mère d'accidents identiques. Inutilité de la quinine. En 10 jours, 11 inj. hyp. et sirop *d'ac. ph.* Guérison sans récidive.

Le Dr Sensaud ajoute: « Grâce à ma longue pratique, à mon expérience de 40 ans, j'ai la conviction, je dirais presque la certitude, qu'en soumettant ces deux malades à l'ancienne méthode de traitement, j'aurais eu à combattre une fièvre typhoïde des plus graves dont j'ai arrêté la marche et détruit la cause par la médication phéniquée. Je vais plus loin : En sauvant Mme T. et son fils, j'ai éteint sur place un foyer qui devait s'étendre au loin et provoquer une de ces épidémies dont j'ai été si souvent témoin dans ma longue carrière. »

N° 20 (1879). — Lettre du Dr Sensaud (9 juillet 1878) : ..... « Résumons. J'ai soigné depuis 15 mois au moins 150 malades atteints de fièvre sous toutes les formes, âgés de 6 mois à 75 ans. Chez les uns, la fièvre était récente, chez les autres elle remontait à 2 ans. Je n'ai pas donné à l'un d'eux *un centigramme de sulfate de quinine*. Chez les premiers (fièvres récentes) 2 ou 3 injections suffisent ; chez les seconds, de 4 à 10. — Pas un seul insuccès ; récidive : 1 sur 15 et même moins. »

N° 25. — Communications de M. R. de la B., de Montizeau (Loiret) :

1° Jeune homme, 17 ans, atteint de fièvre quarte depuis 17 mois. Quinine impuissante; grand dépérissement. 15 jours de traitement par inj. hyp. *d'acide ph.* et de *phén. amm.*; à la fin demi-flacon de sirop *d'ac. ph.* Guérison.

2° Autre jeune homme, 18 ans, fièvre tierce datant de 7 mois ; même traitement. Guérison.

3° Jeune garçon, rachitique et anémié par la misère et les fièvres. 2 inj. hyp. d'*ac. ph.* pendant le stade de frisson. Fièvre moins forte. 2 autres injections ; repas. Nuit de repos. Le lendemain à 8 heures, 2 inj. Guérison par ces 6 injections.

N° 27 (1884). — Rappel de la note de M. Pasteur à l'Académie de médecine, à propos de la guérison de fièvres intermittentes rebelles, par la méthode du Dr Déclat. Relation de la guérison d'un malade qu'il nous avait adressé, par 11 inj. hyp. d'*ac. phén.* et de *phén. amm.* du 20 juin au 2 juillet.

2 fiévreux en Sologne guéris l'un par 1 seule inj.,

l'autre par 2. (Bull. de l'Ac. de méd., nov. 1876.)

N° 28. — Obs. du Dr Dieulafoy, communiquée à la Société médicale des hôpitaux de Paris, le 24 octobre 1884.

Fièvre contractée à Batna, accès quotidiens extrêmement intenses, température 41°. Traitement phéniqué; inj. hyp. à 1 0/0, puis à 2 0/0. 47 injections sans accident. Diminution de la fièvre le 3e jour, disparition le 5e. Pas de récidive.

L'auteur de l'article qui contient cette relation fait observer que ce n'est qu'en 1884 que le Dr Dieulafoy essaye un traitement inauguré par nous en 1868, et signalé à l'Académie des sciences dans un mémoire de 1872.

En résumé, le traitement phéniqué n'a pas eu d'insuccès dans les cas les plus rebelles à la quinine et aux autres fébrifuges. Dans certaines occurrences, il a terminé l'œuvre de la quinine; dans quelques autres, l'union des deux médications a été du plus puissant effet. Nous insistons sur ce point essentiel, que le traitement phéniqué peut sans danger et avec avantage intervenir dans les autres traitements, dans les fièvres comme dans la plupart des autres maladies.

Fièvres larvées. — Le n° 22 (1880) contient 2 cures du Dr Ferrant, de Lyon, obtenues au moyen de l'*acide phénique.*

1° Mlle Marie L., 20 ans, chlorotique, nerveuse, traitée depuis 4 ans pour anémie et pâles couleurs, a l'estomac tellement irrité par les divers médicaments qu'elle a absorbés, qu'elle ne digère plus que le laitage et surtout le lait bourru. Attaques quotidiennes de névralgies à la tête et à l'estomac avec état de chaleur passager. Le valérianate de quinine ne peut être supporté. Diagnostic : outre la dyspepsie, due à l'irritation gastrique, névralgie provenant de fièvre larvée. Traitement phéniqué commencé le 2 octobre : 2 inj. hyp. d'*ac. ph.* matin et soir. Amélioration dès le 2e jour. Le 3e jour la névralgie ne reparaît pas. Après 8 jours d'intervalle, 2 inj. par jour pendant 4 jours Aux premiers jours de novembre, l'estomac est toujours sensible et paresseux, mais la névralgie n'est pas revenue.

2° R., 32 ans, manouvrier, récemment libéré du service. Gastralgie et névralgie péricranienne avec mouvement fébrile, se produisant par périodes parfois assez prolongées et à intervalles irréguliers. A contracté des fièvres à Lalla-Maghrnia, la station la plus fiévreuse de l'Algérie, et a tant pris de quinine que l'estomac ne la supporte plus. 2 inj. hyp. d'*ac. ph.* matin et soir pendant 3 jours, puis 1 seule pendant 5 jours. Le 3e jour l'accès névralgique disparaît, les digestions s'améliorent. Malade revu 4 mois plus tard. Guérison maintenue.

Fièvre jaune. — V. Traité 1874, p. 692; Manuel 1890, au mot.

Le n° 20 (1879) contient deux notes relatives à des traitements proposés contre la fièvre jaune : l'un par l'oxygène ou air comprimé; l'autre par la transfusion d'un quart de sang nègre, toutes deux impraticables.

N° 21 (1880). — Observation personnelle du R. P. Bosch (Sénégal) :

En célébrant l'office, frisson intense; mal de reins et céphalalgie subite. Presque aussitôt, l'office interrompu, prostration et abattement extrêmes; le malade a tout au plus la force de demander un flacon de *glyco-phén.* qui lui restait et d'en avaler le *quart* d'un seul trait, soit environ 7 grammes d'acide phénique. A ce moment, aux autres symptômes aggravés se joignaient des douleurs d'entrailles, des nausées et des vomituritions avec pyrosis intense. Température extrême avec sensation de froid aux extrémités. Après l'injection de cette *énorme* quantité d'acide phéniqué, état d'ivresse, puis sueur abondante, phénomène *très difficile* à provoquer dans la fièvre jaune. Nouvelles doses plus modérées de *glyco-phén.* Un peu plus tard, cessation de tous les symptômes; les vomissements, noirs d'abord, deviennent blancs et s'arrêtent; urines supprimées pendant la durée des symptômes graves, rétablies et très abondantes pendant 8 jours.

De la conversation que nous eûmes avec le R. P. Bosch, il ressort : 1° qu'il y a dans la fièvre jaune une période d'incubation d'environ 4 jours; pendant cette période, *odeur cadavérique* persistante dans le nez; dégoût des aliments; urines de plus en plus chaudes et d'émission de plus en plus douloureuse; 2° que quand la crise est à l'état aigu, il est impossible de faire prendre des médicaments qui sont aussitôt rejetés, et difficile de recourir aux injections hypod., la peau étant d'une *telle sensibilité* qu'il est presque impossible de la pincer pour pratiquer les injections.

Nous avons dit dans notre *Manuel* les réserves que nous avions à faire sur l'emploi du glyco-phén. fait par le R. P. Bosch, mais en insistant sur le fait que, *même à cette dose*, grâce à la préparation, l'ac. phén. *n'a pas produit d'effet caustique ni toxique*. Nous avons eu la même observation à faire à propos d'un cas de pustule maligne. (V. ci-dessus.)

N° 25 (1882). — Lettres du Dr de Lacaille (Rio-de-Janeiro) analysées dans notre *Manuel*; une seule observation détaillée :

Mlle Coza, 23 ans. Au 5e jour de la maladie, hémorrhagies, anurie, vomissements noirs, cas à peu près désespéré. Inj. hyp. d'*ac. ph.*, sirop d'*ac. ph.* et de *ph. amm.*, inj. rectales d'eau *glyco-phéniquée* de 2 en 2 heures. Sauvée le 3e jour du traitement.

No 27 (1884). — Découverte du ferment de la fièvre jaune par le Dr de Lacaille. Ce ferment pénètre par la respiration ou l'estomac, s'attache aux globules du sang, s'y multiplie et amollit l'enveloppe de l'hématie qui se rompt. A ce moment seulement éclatent les symptômes décrits. Si tous les globules se rompent à la fois, le mal est foudroyant.

Le même numéro contient la condamnation des vaccinations pratiquées par le Dr Domingo Freire, et la relation des essais de vaccination au moyen de cultures atténuées du ferment *amaril* faits par le Dr de Lacaille sur lui-même, sur ses enfants et plusieurs Français, jusqu'à ce moment tous indemnes; enfin la constatation d'un fait important, c'est qu'il est possible, par l'examen des globules, de diagnostiquer la fièvre jaune *pendant la période d'incubation* où elle guérit très facilement par l'emploi de l'*acide phénique*. Les tentatives de prophylaxie du Dr de Lacaille devaient être renouvelées à la Havane. Un accident a empêché le voyage du Dr de Lacaille et nous ne savons quelle est la valeur définitive de ses vaccinations. (V. Manuel, *Fièvre jaune*.)

Fièvre typhoïde. — V. Nouv. App. 1865, p. III; Traité 1874, p. 735. Manuel 1890, au mot.

Le no 1 (1874), avec l'indication du traitement adressée sur sa demande au Dr N. qui soignait une jeune fille atteinte depuis douze jours d'une typhoïde ataxique grave, contient l'annonce de la guérison de la malade.

N° 3 (1874). — Lettre du Dr Dubois. 9 typhoïdes traitées par l'*ac. phén.*; un cas de métro-péritonite typhoïde guérie par les inj. hyp. quatre par jour au début, puis trois et deux quand le mieux s'est manifesté; sirop d'*ac. ph.*, compresses d'eau *glyco-phéniquée* sur le ventre et injections vaginales de la même eau.

Le Dr Dubois ajoute : « Je regrette bien de n'avoir pas connu plus tôt vos ouvrages, ils m'auraient permis dans bien des cas d'être plus utile à mes malades. »

Le même numéro contient une lettre anonyme d'un confrère de Bruxelles, qui nous taxe d'imprudence pour avoir osé affirmer que *la guérison de la typhoïde par l'acide phénique est la règle générale.*

Observations en réponse. — 1° Dr Oyllé d'Ewans, atteint de fièvre typhoïde grave soignée par quatre confrères au nombre desquels un professeur. Aggravation. Appelé par télégramme, nous trouvons le malade, qui venait de faire son testament, dans un état très grave. Deux inject. hyp. au *phén.-amm.*, et quatre d'*ac. ph.* Bain froid au-dessus de 41°, six cuillerées de sirop au *phén. amm.* et six de sirop d'*ac. ph.* dans l'eau comme tisane. Cataplasme au *glyco-phén.* Huile de ricin pour le lendemain. Le jour suivant, mieux sensible ; une inj. hyp. au *phén. amm.* deux à l'*ac. ph.* Mêmes sirops. Tout danger conjuré le huitième jour. Convalescence rapide et sans rechute.

2° Observation insérée au *Journal des Décavés*, Nice, 17 janvier 1877, par un des témoins de la cure, M. Limouzin, journaliste.

Conduit par M. Cogery près de sa laitière, abandonnée depuis deux jours, je trouve une femme de vingt-trois ans couverte de vésicatoires; plaies au sacrum et aux apophyses; pouls imperceptible, peau desséchée, chaude, enduit brun sur les lèvres, face cyanosée, selles involontaires depuis plusieurs jours, respiration saccadée, pas de connaissance; administrée deux fois. A 9 heures du soir, quatre inject. au *phén.-amm.*, deux à l'*ac. ph.*, quatre cuillerées de sirop d'*ac. ph.* et quatre de *phén.-amm.* pendant la nuit. Le lendemain la malade a recouvré la connaissance; 3 inj. d'*ac. ph.* et un de *phén. amm.*; mêmes sirops. Pansement des plaies à l'*huile glyco-phén.* Le surlendemain, danger disparu. Guérison normale sans rechute. La malade est vivante en 1890.

3° N° 7 (1876). Jeune enfant de huit ans prise en octobre 1871 de malaise, de céphalalgie, de diarrhée. Au huitième jour, fièvre typhoïde reconnue par le médecin. Traitement par les calmants et les délayants. Le septième jour, un autre médecin appelé en l'absence du premier trouve l'enfant dans un état de prostration extrême ; pouls faible à 125; lèvres, dents et gencives avec enduit brun; parole presque abolie, amaigrissement extrême, faiblesse complète.

Le même jour, le frère de l'enfant, pris quelques jours après sa sœur des mêmes symptômes accompagnés de phénomènes cérébraux violents, était dans un état beaucoup plus grave ; délire incessant, cris renouvelés toutes les 4 ou 5 secondes, mouvements carphologiques presque sans rémission ; yeux cachés sous les paupières supérieures ; peau sèche, pulvérulente, pouls faible et d'une extrême fréquence: tout faisait craindre une issue fatale. Notre confrère donne, à 1 heure de l'après-midi, une cuillerée de sirop d'*ac. ph.* dans eau rougie à prendre par cuillerées à café de minute en minute. Une inject. hyp. de sol. d'*ac. phén.* Potion avec 0,30 centigr. de *valérianate de quinine*; à 4 heures, rémission des cris et mouvements carphologiques. Deuxième inj. hyp. à 9 heures du soir. La nuit, agitation et crises séparées par des intervalles de un à trois quarts d'heure. Le lendemain, troisième inj. hyp. à 10 heures du matin. Sol. *phéniquée* en boisson à la même dose : deux crises seulement dans la journée ; le soir, quatrième inj. La nuit quelques cris et agitation de quelques secondes. Le surlendemain, ni cris ni agitation. On cesse les inj. hyp.; continuation des boissons *phén*. Nuit calme, pouls 120-125. Le troisième jour le malade reprend connaissance. Danger passé. La convalescence commence au bout de quelques jours.

4° Obs. du Dr Dubois, directeur de l'établissement hydrothérapique de Saujon (Charente-Inférieure).

15 septembre 1873. Femme de vingt-trois ans, atteinte de typhoïde trois jours après ses couches. Seins douloureux, ventre ballonné, enduit pultacé à la langue, soif vive, constipation, pouls 140. — Cataplasme, huile de ricin. Le 16, état aggravé, râle bronchique, toux, lochies supprimées, taches lenticulaires, faiblesse extrême, décubitus dorsal. — Potion tonique.

Les 17 et 18, aggravation. Le 19, trois inj. hyp. de sol. d'*ac. ph.*, sirop d'*ac. phén.* par cuillerées de deux en deux heures. Le 20, amélioration des symptômes, la prostration est la même, trois inject. hyp. de même que le 21. Le 23, grande amélioration, reprise des forces, une seule injection. Le 24, la malade demande à manger; pouls 80, ventre à l'état normal. La convalescence commence ; le 1er novembre la malade pouvait reprendre ses travaux.

Le même numéro contient une correspondance avec le Dr Lenourichel, de Lesparre (Gironde).

Typhoïque de vingt-cinq ans. Malgré le sirop phéniqué et les injections, les symptômes s'aggravent du 27 septembre au 4 octobre. A ce jour pouls 110-112, dicrote;

quelques soubresauts des tendons, subdelirium, ventre ballonné, langue sèche ; selles liquides fréquentes, température 40° 2 à 41°, malgré trois bains à 25°. Depuis le 2, six cuillerées de sirop *d'ac. ph.* et quatre de *phén. amm.*, deux inj. hyp. de *ph. amm.* et une d'*ac. ph.* chaque jour. Le Dr L. voyant que les accidents ne sont pas enrayés au douzième jour de la maladie, nous demande conseil.

Réponse par télégramme : faire huit inject. par jour, dont quatre au *phén. amm.* et quatre à l'*ac. phén.*; huit cuillerées de chacun en boisson ; collodion sur le ventre ; au-dessous de 41°, bain froid.

Ce traitement est suivi depuis le 8 octobre. Le 12, 78 pulsations; inj. hyp. réduites à 4. Le 19, le Dr L. nous annonce la guérison du malade, et le 24, la fin de la convalescence, qui n'a pour ainsi dire pas existé, « *tant le rétablissement a été rapide et dénué de complications.* » Environ 70 injections ont été faites. « Si cette médication avait été appliquée timidement, j'ai la conviction, ajoute le Dr L., que le malade aurait succombé. »

Le nº 8 (1876) contient une lettre de même confrère, qui nous demande notre avis sur un cas de typhoïde qui paraît rebelle au traitement phéniqué, peut-être, comme on peut l'induire de la suite de la correspondance, parce que ce traitement avait été plus ou moins contrarié, la malade étant visitée aussi par le médecin habituel de la famille. Le mal au 25e jour ne paraît pas céder, bien que les symptômes soient modifiés, sauf la fièvre et l'élévation de la chaleur qui persistent.

Réponse au nº 9 (1876): La fièvre peut être due à l'évolution ulcéreuse des plaques de Peyer, mais les inj. hyp. faites écartent tout danger de pyohémie. En faire aussi avec l'*iodo-phén.* Ne purger la malade qu'à bon escient et avec les sulfates plutôt qu'avec les citrates. Lavements froids ; lait avec cognac toutes les 4 heures. Ne pas douter de la guérison.

4 jours après, le père de la jeune fille, M. S., maire de Prignac, nous remerciait de la guérison de son enfant *dont l'état avait été considéré comme désespéré pa: le médecin de la famille.*

Le n° 12 (1877), dans un article à propos de la fièvre typhoïde, dévoile et démontre la conspiration du silence ourdie contre la méthode inaugurée par nous et suivie avec le même succès par quelques confrères. Le Dr Bonnefoy, de Langon, nous avait remis une lettre (4 décembre 1876) adressée au rédacteur en chef de la *Gazette des hôpitaux* et contenant ces mots :

« Je déclare que depuis 2 ans que j'emploie uniquement ce mode de traitement (*ac. phén. et phén. amm.*) dans la fièvre typhoïde, je n'ai pas eu un seul décès à enregistrer. »

La lettre fut envoyée à son adresse avec prière de la retourner si elle n'était pas insérée. Elle nous fut retournée.

Avec l'autorisation de l'auteur, elle fut présentée au directeur d'un journal de médecine important (Dr Lesourd, *Gazette des hôpitaux*) qui en parut frappé et accepta de la publier. Plusieurs mois après elle n'avait pas encore paru. Les mois portent conseil.

Le même article contient une lettre du Dr Gaudin et l'histoire d'une conversion à la médication phéniquée obtenue par un subterfuge. Appelé en consultation auprès d'une typhoïque grave (décubitus dorsal, stupeur, somnolence, rêvasseries ; peau sèche, pouls 115-120, lèvres, gencives et palais fuligineux, ventre ballonné, gargouillement de la fosse iliaque, etc.), il propose les inj. hyp.

d'*ac. phén.*, que le médecin ordinaire repousse, non comme *dangereuses*, mais comme *indifférentes*. Ce confrère parti, le parent de la malade demande que les injections soient pratiquées, puisque de l'aveu du médecin ordinaire elles ne peuvent nuire. Malgré la dérogation aux convenances professionnelles, elles le furent régulièrement, et quelques jours après la convalescence commençait. Prévenu, sur la demande du Dr Gaudin, le Dr X., alla d'abord jusqu'à douter de la typhoïde qu'il avait lui-même diagnostiquée ; mais peu de temps après, ayant réfléchi, il employait avec succès ce traitement sur un membre de sa famille.

Le n° 14 (1877) contient la réfutation de la théorie développée par M. J. Guérin à l'Académie de médecine, théorie d'après laquelle la cause de la maladie serait l'intoxication due à la fermentation des matières fécales retenues à la fin de l'intestin grêle derrière la valvule iléo-cœcale. Cette doctrine est identique à la doctrine syphilitique dite *du Midi*, d'après laquelle c'est le pus chancreux absorbé qui donne la maladie, et non la maladie qui produit le pus, proposition manifestement absurde.

N° 15 (1878). Communication du Dr Mouchot. Femme de 27 ans, typhoïque, traitée par les moyens ordinaires du 7 décembre 1875 jusqu'au 25 décembre. Le 26, délire violent. 4 inj. hyp. de *phén. amm.* Les accidents cèdent au bout d'une demi-heure. 2 nouvelles injections le même jour. Le lendemain, calme revenu, connaissance reprise. Sirop d'*ac. phén.*, 4 cuillerées dans de l'eau. Guérison complète le 20 janvier.

Observation du Dr L., de Mézin. — Inédite.

Léonie B., nourrice dans une maison où il y avait eu 2 cas de typhoïde dont un mortel.

Aux premiers symptômes, Sedlitz pendant deux jours. 6 mars 1877, pouls petit à 128, soubresauts des tendons, perversion des sens, délire par intervalles; langue avec enduit épais et brun, météorisme, tous symptômes de la forme ataxique. La malade dit avoir le pressentiment de sa mort. — Boisson *phéniquée*.

9 mars. — Pouls 130, aggravation des symptômes nerveux, carphologie, délire continuel. Taches lenticulaires nombreuses, sudamina, langue plus sèche et plus brune. Boissons *phén.* — 3 fois par jour, 6 inj. hyp. *phén.* avec la seringue Pravaz.

11 mars. — Délire incessant, la malade est maintenue de force dans son lit. Stupeur, pouls 128, 130, 132. Lèvres fuligineuses, langue noirâtre, sèche, fendillée, parole inintelligible, ventre ballonné. Huile de ricin. *Phén. amm.*, en boisson. 30 inj. hyp. (Pravaz) à l'*ac. ph.*, et au *phén. amm.* alternées. 3 fois par jour lotions sur la colonne vertébrale, le ventre et les membres avec vinaigre aromatique, alcool camphré, acide phénique et eau.

14 mars. — Peu d'agitation, pouls 116, langue humide à la pointe; moins de ballonnement, toux, taches typhoïdes plus nombreuses. Même traitement, huile de ricin, 24 inj. hyp *phén.*, lotions sur tout le corps matin et soir. Potage et vin.

15 mars. — Amélioration de tous les symptômes, plus de stupeur ni de soubresauts. Langue humide et dépouillée sur les deux tiers antérieurs; le soir, délire qu'on fait cesser en fixant l'attention de la malade. Boisson *phén.*, 12 inj. hyp. au *phén. amm.* Grande lotion matin et soir. Le 17 mars, entrée en convalescence. Grande faiblesse, appétit. Au 25, le rétablissement est complet.

N° 18 (1879). — Le Dr Chauveau nous fait connaître un insuccès dans un cas de typhoïde traité seulement au 12e jour de la maladie par la médication phéniquée chez une femme enceinte arrivée au terme d'une grossesse. Rémission des symptômes aux 14e, 15e et 16e jours. Le 17, recrudescence de la maladie. Douleurs lombaires et délire; commencement de dilatation de l'orifice interne de l'utérus. Le lendemain matin, délire furieux; col dilaté environ de la largeur d'une pièce de 5 francs. Température descendue de 41° à 38°5. Pouls misérable. 1 inj. hyp. au *phén. amm.* Vers 1 heure de l'après-midi, l'accouchement commence. Perte faible et syncope après la délivrance. Le soir délire extrême et carphologie. Mort le lendemain.

La malade n'a pu être baignée aux moments de température extrême. De plus, la parturition a dû avoir une influence nuisible sur la marche de la maladie.

Observations. — 1° Communication du Dr François A. Mme B. 30 ans, forte constitution. Symptômes de typhoïde grave. Au 5e jour, prostration complète et perte de connaissance. Tous les traitements étant impuissants, le Dr F. et un confrère ont recours à l'*ac. phén.* Chaque jour 3 cuill. à café de sol. à 2 0/0, dans un demi-verre d'eau, chaque fois avec 50 centigr. de bicarbonate de soude. 3/4 de lavement avec 2 cuill. de la même sol. *phéniquée* et 2 gr. de bicarbon. de soude. Amélioration très grande le 7e jour. L'*ac. phén.* est continué. Le 15e jour la malade sortait en voiture.

2° Mlle R., 17 ans, lymphatique. Après 4 jours de maladie, symptômes typhoïques les plus alarmants. Même traitement. Le 9e jour elle peut quitter Paris. Guérison parfaite.

Nous faisons remarquer, à la suite de cette communication, que la dose de 0,15 centigr. d'ac. phén. peut être suffisante dans les cas où l'infection typhoïque est modérée, mais qu'elle ne le serait pas dans les cas graves, où il n'y a nul inconvénient à l'augmenter.

N° 19 (1879). — Communications du Dr Lenourichel, 25 octobre 1878. 4 typhoïques :

N° 1. Jeune fille de 15 ans au 21e jour de la maladie. Délire incessant depuis 17 jours. Pas de sommeil ; muguet à la langue et aux muqueuses de la bouche. Température, au 21e jour, 39°5. Le mal paraît résister aux inj. de *phén. amm* ;

N° 2. Jeune fille de 19 ans, sœur de la précédente, au 15e jour de la maladie. Délire constant depuis une semaine ; mêmes symptômes, même traitement ;

N° 3. Enfant de 11 ans ; frère des deux malades, au 18e jour. Température 40° sans symptômes cérébraux. Somnolence, selles liquides. Toux bronchique. Inj. hyp. de *phén. amm.* en moins grand nombre ;

N° 4. Femme de 66 ans, alitée depuis 25 jours. Typhoïde normale au début ; depuis 10 jours, pneumonie à droite, râle crépitant, crachats rouillés. Cessation des symptômes abdominaux, mais faiblesse extrême, persistance de l'hépatisation pulmonaire. Température 37°8 ; cessation des inj. hyp. au *phén. amm.*

Nous conseillons au Dr L. l'usage des lavements frais phéniqués et des bains à 25°. L'on ne peut faire pénétrer assez d'ac. phén. pour que les liquides eux-mêmes tuent tous les ferments. Favoriser la tendance naturelle à l'expulsion du ferment. Recourir aux synergiques, calomel, quinine, et, au moment le plus grave, employer *en une fois* les préparations phéniquées sous toutes les formes : boissons, injections. — Quand la *phén amm.* paraît avoir peu d'action, recourir à l'*ac.*

phén. pur et au *sulfo-phén.* — Collodion sur le ventre.

Au 2 novembre, seconde communication. Le n° 1 est toujours dans un état grave. La température axillaire n'ayant pas dépassé 39°8, plus d'injections; continuation du sirop d'*ac. ph.* Collodion sur le ventre.

Le n° 2 présente des symptômes d'ataxie intenses. Délire violent, loquace; insomnie. Température axillaire 39°6. Toux; râles muqueux et sibilants. Cessé les injections. Sirop d'*ac. ph.* ricin, quinine. Bain à 30°. Collodion sur le ventre.

Le n° 3. Température axillaire 39 40°. Toux fréquente, râles bronchiques. Somnolence continuelle, connaissance conservée. Même traitement que le n° 2, sauf le bain. Collodion sur le ventre.

N° 4 amélioré.

Nous répondons : Prendre toujours la température *rectale*. Le n° 1 a besoin d'être soutenu : Lait frais légèrement alcoolisé, sang chaud d'un poulet tué dans la chambre. Bain frais; lavement avec *sol. diab. d'ac. phén.*; injections *d'ac. phén.* ou *d'iodo-phén.* à reprendre. Sirop *sulfo-ph.* en boissons.

Pour le n° 2, traitement plus léger; insister sur le *sulfo-ph.* contre les râles, surveiller la quinine qui congestionne.

Pour le n° 3, reprendre les injections; bain ou lotions fraîches à l'eau phéniquée le long de la colonne.

Pour le n° 4, nourriture; un peu de vin chaud, sirop *sulfo-ph.*, inj. au *sulfo-ph.*, mais en petit nombre.

Un mois après le Dr L. nous annonce la guérison des 4 malades, qu'il considère comme sauvés à moins de rechute improbable.

N° 23 (1880). — Le traitement par l'ac. phén. que nous préconisons depuis 17 ans, vient d'être *découvert* par

M. le Dr Desplats, professeur à la Faculté libre de Lille. Mais n'ayant pas osé s'approprier les inj. hyp. *d'ac. phén.* et de *phén. amm.*, il élève les doses d'ac. phénique au point de les rendre dangereuses et de compromettre la méthode. Nous engageons nos confrères à s'entenir aux indications que nous avons données.

Le Dr Symoneau nous écrit qu'il a obtenu de notre traitement des résultats remarquables dans une épidémie de fièvre typhoïde (Côtes-du-Nord).

Le n° 24 (1881) contient la critique de certains moyens de prophylaxie à peu près impraticables proposés par le Dr Murchison et le Dr Guénau de Mussy, son traducteur, pour arriver à l'extinction de la fièvre typhoïde. Ces médecins, pessimistes en matière de traitement et optimistes en matière de prophylaxie, proposent, entre autres moyens, d'ordonner aux compagnies de vidanges une désinfection sérieuse, efficace, des matières qu'elles enlèvent. Comment y arriver et y suffire, en admettant que les matières stercorales soient le principal véhicule du ferment, ce qui est soutenable si l'on considère que leurs infiltrations contaminent les eaux potables, car telle est la cause principale de la contagion ?

Le n° 25 (1882) contient un article relatif au mauvais vouloir avéré d espuissances médicales, journalistes ou autres, qui repoussent systématiquement et sans vouloir l'essayer la médication phéniquée, que nous et plusieurs confrères avons trouvée héroïque dans la fièvre typhoïde. Nous reprochons à ceux qui font la conspiration du silence autour de notre méthode de n'avoir jamais articulé contre elle une objection sérieuse, de n'avoir jamais contesté, en s'appuyant sur des faits, la valeur de notre traitement. Leur grand et seul argument a été formulé avec autant de grossièreté que d'impudence par le doyen de la Faculté de médecine, M. Wurtz, qui, à la séance de l'Académie des sciences où j'exposais mes applications d'acide phénique, s'écria de son fauteuil : « *C'est de la blague !* » Telle a été la seule bonne raison, la seule démonstration des ennemis systématiques de la médication phéniquée, ou plutôt de celui qui l'avait si heureusement inaugurée.

Parmi les maladies justiciables de la médication antiseptique il n'en est pas une dans laquelle les succès aient été aussi absolus, aussi constants que la fièvre typhoïde, et c'est la seule que la routine persiste avec le plus d'acharnement et d'aveuglement à traiter par des méthodes douteuses. Assurément quelques traitements, s'inspirant des principes de l'antisepsie, ont donné d'heureux résultats. Nous signalons dans notre n° 38 (1890), ceux qu'on a obtenus à l'hôpital de la Croix-Rousse à Lyon par la méthode de Brandt qui peut s'associer avec la nôtre et s'y associe par le fait, et dans notre n° 40 (1890) une statistique de l'hôpital militaire de Marseille où, sur 105 cas de typhoïde, on a obtenu 100 guérisons. Mais tant qu'on n'aura pas à nous opposer une méthode qui permettra à un médecin d'affirmer, comme nous, qu'il n'a pas, *depuis vingt ans, perdu un seul malade de la fièvre typhoïde à tous les degrés*, nous ne cesserons de réclamer contre le mauvais vouloir ou l'apathie conservatrice, et de déclarer coupables ceux qui laissent l'enseignement persister dans des errements dangereux, au risque de se faire accuser de cacher la vérité dans un but intéressé.

Fistule anale. — V. Manuel 1890, au mot.

Observation du Dr Malgat, de Nice (octobre 1887). M. X., trente-six ans, de bonne santé, éprouve en 1884 une crise d'hémorrhoïdes non fluentes. Souffrances à diverses reprises. Bourrelets extérieurs, pas de sang. En février 1886, les hémorrhoïdes deviennent fluentes. Tous les mois, hémorrhagie assez abondante pendant une semaine. Défécation très douloureuse. En février 1887, fissure à l'anus, cautérisée au nitrate d'argent. Cessation des douleurs, mais les matières fécales se mêlent de pus ; le pus s'écoule même en dehors des selles. Première consultation en avril 1887. Fistule, dont l'orifice externe est à deux centimètres de l'anus. Le stylet remonte à sept centimètres vers l'intestin ; l'orifice intérieur reste impossible à découvrir. Avant de recourir à l'opération, tentative faite au moyen d'injections de sol. *iodo-phén.* dans la fistule avec la seringue d'Anel. Au début, tout le contenu de la seringue disparaît et cause des envies d'aller à la selle. Traitement quotidien continué en avril, mai, juin et une partie de juillet. Au bout de quelque temps, le liquide ressortait par l'orifice externe; vers le milieu de juillet cet orifice n'existait plus. Crises hémorrhoïdales disparues. Le malade, examiné le 11 octobre 1887, est absolument guéri.

Gangrène. — V. Nouv. appl. 1865, où l'observation est publiée pour la première fois.

Première application publique de l'acide phénique en 1861.

Observation extraite du Traité de 1874, p. 853.

Le 30 novembre 1861, M. Munier fait une chute de cheval. Lancé entre deux arbres, on le relève paralysé. Appelé le 1er décembre par le comte P. Demidoff, chez lequel l'accident était arrivé, et le duc de Gramont, je trouve le malade couché sur le dos, immobile et insensible. Paralysie complète jusqu'au niveau du sein, des deux côtés. Je constate une fracture de la colonne au niveau de la troisième vertèbre. On m'adjoint les docteurs Gros et Maisonneuve. Le blessé est transporté à l'hospice des Frères de Saint-Jean-de-Dieu, à Paris.

La gangrène apparaît aux malléoles, puis au sacrum, puis au niveau de toutes les saillies osseuses. La chambre du malade devient inhabitable; le malade lui-même était suffoqué par l'odeur spéciale de la gangrène. J'eus alors la pensée de *tanner* à l'acide phénique les parties gangrenées. J'étendis une solution de 10 0/0 d'*ac. ph.* dans l'huile sur la plaie gangrenée de la cuisse qui était le plus profondément atteinte. Dès le lendemain, son aspect avait tellement changé que nous traitâmes de même tous les autres points gangrenés. L'odeur disparaît, les parties molles cessent de se désorganiser. Je fais des injections d'eau phéniquée à saturation dans les fusées des gaines musculaires. La gangrène fut arrêtée, et le malade put croire à une guérison impossible.

C'est à partir de ce moment que le Dr Maisonneuve, qui auparavant ne connaissait pas l'acide phénique, *même de nom*, l'appliqua dans son service à l'Hôtel-Dieu, où M. Lemaire put à loisir en étudier l'usage.

Goitre. — V. MANUEL 1890, au mot.

Observation inédite. — Dame de vingt-quatre ans, San-Francisco. Mère morte au même âge d'un goitre très petit, pareil à celui que présente la malade. Ce goitre est placé très bas au-dessous de l'épiglotte, sous le sternum; difficulté de respiration, ayant amené la mort chez la mère. Consultation avec le Dr Bird, de Saint-Raphaël (Californie). Boissons *iodo-phén.* et injections d'*iodo-phén.* dans la tumeur même. Ce goitre, en voie de guérison lorsque je quittai San-Francisco (avril 1881), a complètement disparu, comme j'en ai été informé depuis.

Le n° 19 (1870) contient un article sur le parasite du goitre. Le Dr Amsler avait attribué le goitre à l'absence de chaux dans les eaux potables. Le Dr Klebs signale en effet l'absence presque complète de sels dans les eaux d'un endroit crétinisé, en Bohême.

En outre il a trouvé dans ces eaux des organismes qu'il classe parmi les infusoires « *Flagellaten* ». Ces infusoires venant de Salzbourg, cultivés à Prague, ont communiqué à l'eau de la Moldau la propriété de donner le goitre.

Il ajoute qu'il a trouvé les mêmes organismes dans les goitres « aculen » (aigus?), spontanés selon les anciens médecins.

Goutte aiguë. — V. Manuel 1890, au mot. — N° 21 (1880).

Communication du Dr de Cailhol. Un buveur atteint de goutte aiguë débarrassé de son mal en 10 jours par les injections hypod. de *phén. amm.*, le même sirop *ad libitum*, et des compresses aussi chaudes que possible, saturées de bicarbonate de soude.

Hydropisie.— V. Manuel 1890, au mot, et à *Cirrhose*, *Ascite*, etc., les causes de l'hydropisie étant multiples.

La *Médecine des Ferments* ne contient pas d'observation de cette maladie. Le n° 35 (1888) expose un traitement qui nous a donné des succès dans des cas où nous n'espérions qu'à peine une amélioration. Il consiste, au lieu de pratiquer des ponctions le plus souvent inutiles, à injecter à travers le péritoine, dans le liquide épanché, 100 gouttes matin et soir de sol. *iodo-ph.*, qui modifient ce liquide et en facilitent la résorption. En même temps injections hypod. ordinaires de la même solution. S'il survient des phénomènes inflammatoires, huile *glyco-phéniquée* sur le ventre avec cataplasme.

Infection purulente. — V. TRAITÉ 1874, p. 970 et sq.; MANUEL 1890, au mot.

1° N° 26 (1883). — Observation du Dr Piasecki, du Havre.

A la suite d'une amputation de la cuisse pour ostéomyélite, les signes d'infection purulente se manifestent chez la malade, femme d'un chirurgien-major de régiment. « C'est en désespoir de cause, dit le Dr P., que je proposais les inject. hyp. de votre solution phéniquée. Elles ont néanmoins été pratiquées par son mari et moi et aujourd'hui notre malade, qui, entre parenthèses, a été vue par un prince de la science de Paris, est parfaitement guérie. Je dois ajouter, mon cher confrère, que cette guérison a trouvé des sceptiques *qui n'ont pas voulu en faire honneur à l'acide phénique.* »

2° Observation extraite du *Medical Record.*

Femme amputée de la cuisse pour une suppuration du genou; frissons, température extrême et autres symptômes démontrant l'infection septique. Après 48 heures, les mauvais symptômes avaient disparus par l'administration du sirop *iodo-phén.*, et la malade a quitté l'hôpital tout à fait guérie.

3° Hôpital Bellevue de New-York. Amputé de la cuisse atteint d'infection purulente. Les injections hyp. *phéniquées* ne sont essayées *qu'après le troisième frisson.* Guérison. Le malade est mort plus tard, avant la cicatrisation, par des causes intercurrentes. Il a été soigné par un de nos confrères actuellement à Paris, le Dr Magnin.

4° Observation du Dr de Mosétig, de Vienne. Lettre de décembre 1872. — V. TRAITÉ 1874, p. 973.

Malade atteint de fracture compliquée des deux mâchoires. Dix jours après la blessure, frissons réitérés, mouvement fébrile, température 39 à 40°, pouls 120 à 150. Tuméfaction de la rate, teinte ictérique, biliverdine dans l'urine. 1 gr. *d'acide ph.* par jour en inj. hyp. à 5 0/0. Le premier jour la température tombe à 37°, la langue devient humide, le malade dort. Ce traitement est suivi pendant 8 jours, puis abandonné, le malade paraissant hors de danger. Au bout de quelques jours, réapparition des symptômes, langue sèche et cornée, soif vive, appétit nul; pouls 140, tempér. 40°, frissons irréguliers, teinte ictérique. Reprise des inj. hyp. qui dissipent les symptômes et qui, par prudence, sont continuées un certain temps après le rétablissement du malade.

Infiltrations urineuses.

Observation extraite du Traité de 1874, p. 869.

M. R., depuis longtemps affecté d'un rétrécissement et de catarrhe vésical consécutif. A la suite d'un effort de contraction abdominale et vésicale, le malade sent, dans la nuit du 14 juillet 1864, quelque chose se rompre et l'urine passer plus facilement. Au bout d'un moment une vive douleur lui apprend que l'urine pénètre dans les tissus. Le scrotum devient plus volumineux que la tête d'un enfant à terme.

Appelé en hâte, j'opère le rétrécissement, je place une sonde à demeure et j'incise profondément les tissus infiltrés. Plaies lavées à l'eau phén. à 2 p. 100 et compresses imbibées de la même eau sur tout le scrotum. L'épiderme se colore en brun et forme une croûte qui, en tombant d'une pièce, laisse à nu le derme et les plaies rosées en voie de cicatrisation. Un seul abcès se forma ; point d'accidents consécutifs, pas un point de gangrène. Guérison de l'accident en 15 jours. Santé reprise à la suite de la guérison ultérieure du rétrécissement.

Inoculations.

Le n° 25 (1882) expose un ensemble de faits, d'où il résulte que si le système d'inoculations préventives n'a pas pu être étudié et appliqué avant même les découvertes de M. Pasteur, cela n'a tenu qu'aux agissements plus ou moins justifiables de M. Bouley.

M. Bouley, à plusieurs reprises, avait affirmé à l'Académie que la peste bovine était une maladie toujours mortelle. Dans une communication faite au commencement de 1871, il avait dit que le typhus des bêtes bovines ne pardonne pas, et qu'une guérison obtenue, c'est une victime arrachée à une mort inévitable.

Or, j'avais obtenu 4 guérisons sur 7, et au moyen de ma médication, M. Lecoz, vétérinaire, en avait eu 6 sur 10. En résumé, sur 17 animaux traités, 11 guérisons, c'est-à-dire 64 sur 100.

Sur mon invitation, M. Bouley avait inoculé le typhus bovin à un animal guéri devant lui. Les inoculations avaient été répétées par son fils, par son beau-frère, M. Vatel, et M. Reynal, alors directeur d'Alfort. Ce bœuf n'eut pas la peste, mais après quelques jours d'incubation, il eut sur diverses parties du corps des boutons gros comme de petites noix, contenant un liquide dans lequel j'estimais que devait se trouver le virus affaibli et préservatif de la peste bovine. M. Bouley se chargea d'en faire l'inoculation à des bœufs et à des veaux au moment où je me décidais à partir pour la Bretagne où sévissait la peste bovine. Je lui confiai cette partie si importante de mes expériences et, arrivé à Pléberschrist, je reçus d'un employé de Grenelle la nouvelle que M. Bouley avait fait abattre le bœuf porteur des pustules, pour le soustraire, disait-il, aux réquisitions possibles de la Commune. Ce bœuf, après avoir maigri à l'apparition des pustules, avait repris son poids, et, quand on l'ouvrit, M. Bouley constata qu'il était absolument sain.

C'est ainsi que des recherches qui devaient porter sur trois points :

1° Peut-on guérir la peste bovine ?

2° La peste bovine étant guérie une fois, le même animal peut-il la reprendre ?

3° Un animal guéri et inoculé à nouveau peut-il fournir une graine d'inoculations préventives ? la troisième partie, la plus importante peut-être, a été à peine ébauchée. J'espère pouvoir la faire reprendre en Russie.

J'ai démontré que la peste bovine peut se guérir par les injections de phénate d'ammoniaque, d'acide phénique et les boissons et lavements phéniqués.

J'ai établi en outre que les injections phéniquées préventives peuvent préserver de la contagion les bêtes indemnes.

J'ai établi qu'un bœuf guéri de la peste et inoculé avec de la salive, du sang, des liquides excrémentitiels d'un bœuf atteint de la peste bovine et d'un autre venant d'y succomber paraît ne pas pouvoir reprendre la maladie.

Mais il y aurait eu un immense intérêt à mener à bonne fin des expériences qui, reprises et renouvelées dans les pays où les troupeaux des steppes sont décimés par la peste bovine, auraient pu contribuer à la disparition de ce fléau.

Il n'est pas à notre connaissance que la question ait été reprise au point où malgré nous elle est restée en 1871. Nous savons que des particularistes ont dit que la découverte de la prophylaxie du charbon par M. Pasteur avait servi surtout à nos ennemis ou à nos concurrents commerciaux, aux grands éleveurs du centre-sud de l'Europe. Est-ce une considération du même ordre qui a empêché la science de chercher la prophylaxie de la peste bovine, à la découverte de laquelle nous avions peut-être ouvert la voie?

Ajoutons, pour finir, que M. Bouley ayant négligé de me faire savoir par quelle voie le prix des bœufs en expérience, prix touché par lui, avait fait retour aux caisses de l'État qui les avait fournis, j'avais dû, pour couvrir ma responsabilité, m'en informer et que M. Bouley avait vu dans cette enquête une dénonciation. Telle était la cause de l'animosité dont il fit preuve à la commission du prix Boudet (V. Manuel, *Avant-propos*).

Kératite — V. Manuel 1890, au mot.

Point d'observation dans la *Médecine des Ferments*; traitement indiqué : sirop *iodo-ph.* 2 fois par jour par cuillerées à café jusqu'à 4 ans ; 2 cuill. à soupe à partir de cet âge; 1 cuill. élixir *phos-amm.* au repas. Vin à l'acide salicylique après le repas. Cure de 21 jours au *sulfo-ph.* A l'extérieur, 1 cuill. à café de *glyco-ph.* dans un verre d'eau très chaude pour laver les yeux 2 ou 3 fois par jour. Morceau de soie flottant devant l'œil.

M. L., aujourd'hui brillant avocat du barreau de Paris, étant enfant, était affligé de kératites très fréquentes, qui ont absolument cédé à l'usage de l'élixir de Bernard, aujourd'hui élixir *phospho-ammoniacal* de Chevrier.

Kyste de l'ovaire. — V. MANUEL 1890, au mot. — V. HYDROPISIE. Les mêmes injections dans le kyste (n° 35, 1888).

Lait.

Le n° 9 (1878) résume les observations de M. Damoiseau sur le lait et ses qualités nutritives. Le lait de vache contient 3,40 de lactine ou sucre de lait, 4,20 de matières albuminoïdes et 0,80 de sels. Celui de la femme contient 7 de lactine, 1,60 de matières albuminoïdes et 0,20 de sels.

Les laits d'ânesse et de jument sont ceux qui, par leur teneur en lactine, se rapprochent le plus de celui de la femme.

Le lait de brebis est plus riche en beurre, celui de chèvre en caséine. En général le lait des animaux âgés est moins riche en sucre et en graisse. Le régime influe sur la composition du lait. Une ânesse a eu 8,40 d'éléments solides par la nourriture aux carottes; aux pommes de terre, 9,20; à l'avoine concassée avec luzerne sèche, 9,27; aux betteraves rouges, 10,23. — Peu de temps après l'accouchement, le lait est plus riche en sucre, vers le milieu de la période normale de la lactation, il contient plus de graisse, et plus de matières albuminoïdes vers la fin. — Le lait des femelles pleines perd ses qualités nutritives. — Le lait de la première traite est plus riche en sels et en sucre, celui de la seconde en principes gras. Le lait d'ânesse est naturellement toujours acide. En administrant à l'animal une légère dose de bicarbonate de soude, le lait devient alcalin.

Langue. — V. Cancer.

Lèpre.

Le n° 25 (1882) contient une lettre à M. E. Tarbé, qui, témoin de nos luttes et de nos succès, nous avait engagé, dans un article du *Gaulois*, à aller au secours des lépreux qu'on isole dans l'île de Molokaï ou à y envoyer un de nos élèves, comptant sur l'appui de l'Académie de médecine pour voter l'argent nécessaire à cette expédition de bienfaisance. En affirmant à M. E. T. que la lèpre prise au début peut se guérir, et s'améliorer à toutes ses périodes, nous lui rappelons qu'au moment où le Dr Valtier s'était offert pour cette mission (*Gaulois* du 2 décembre 1875), je traitais un Colombien lépreux qu'une influence académique souterraine empêcha de continuer son traitement en lui persuadant que l'acide phénique était un poison et ne ferait que hâter sa mort ; qu'alors je fis venir des lépreux des colonies ; que je ne publierais pas encore des résultats qui étaient loin d'être définitifs si M. Labbé, le chirurgien, n'avait fait part à la *Société des hôpitaux* des améliorations qu'il avait obtenues par l'application de ma méthode.

Lupus. — Nouv. app. 1865, p. 97. Traité 1874, p. 300 ; Manuel 1890, au mot.

Pas d'observation dans la *Méd. des Ferments*. Le n° 36 (1880) rend compte des recherches dont le Dr Leloir a fait part à l'Académie des sciences (comptes rendus 23 juillet 1887) et d'où il résulte que le lupus, au moins sous plusieurs de ses formes, n'est qu'une manifestation atténuée de la tuberculose tégumentaire. Cette origine justifie l'emploi des antiseptiques et explique la guérison d'un lupus datant de 24 ans, obtenue par nous en 1865 au moyen d'un traitement antiseptique externe et interne dont on trouvera la formule complète au Manuel 1890.

Observation tirée du *Traité* de 1874.

Lupus du visage datant de 24 ans. — Mme D., 35 ans, atteinte à 11 ans des premières plaques tuberculeuses, a subi deux fois à Saint-Louis des traitements très douloureux sans aucun résultat. Au 4 mai 1865, croûtes épaisses et rugueuses comme des écorces d'arbre envahissant les angles des deux yeux et le nez; angle de l'œil droit en partie détruit; un tiers de l'aile du nez rongé; joue droite, lèvre supérieure et deux tiers de la joue gauche envahis. Cautérisations *phéniquées*, vitelline *phén.* à 15 p. 100 la nuit. En un mois les croûtes tombent, se reproduisent plus minces, puis disparaissent. Angles des yeux guéris deux mois après; il ne reste qu'un léger relief du derme sur quelques points du visage, et une rougeur parsemée de points blancs qui annoncent le retour à la coloration normale. Ces rougeurs sont encore couvertes de plaques furfuracées qui disparaissent. Pas de récidive.

Observation du Dr Hovent, Montenaeken. Inédite. — Le 15 mai 1883, la demoiselle Philomène K , ménagère, âgée de 35 ans, vint me consulter pour un lupus de la face. Cette personne est en outre atteinte d'une cyphose très prononcée, qui a débuté à l'âge de 14 ans et qui n'a été arrêtée dans ses progrès que par une cautérisation profonde. Une de ses sœurs aînées est morte du mal de Pott et toute sa famille, du reste, est fortement lymphatique. Il fallait toute la confiance que j'ai dans l'acide phénique pour entreprendre la cure d'un lupus dans des circonstances aussi défavorables.

En mars 1881, est apparu sur l'aile droite du nez un point rouge et dur. Ce point, en s'étendant, a donné lieu à une tuméfaction occupant toute la partie inférieure des deux ailes et de la cloison du nez. La tuméfaction s'est bientôt ulcérée et s'est recouverte d'une croûte noire et épaisse. Le nez est gonflé et a l'aspect d'un champignon dont le chapeau mesure 5 centimètres de diamètre. L'aspect général est repoussant, au point que les bigotes du village demandent au curé d'interdire à la malade l'entrée de l'église.

Elle respire la bouche ouverte, car les fosses nasales sont obstruées par la croûte qui y pénètre profondément. — La joue droite est tuméfiée et rouge. — A gauche, on ne perçoit qu'un tubercule au niveau de l'angle interne de l'œil.

La croûte est en différents points séparée des parties qu'elle recouvre par un pus sanieux et fétide, qui, par son écoulement dans les voies digestives, a détruit l'appétit.

Après avoir employé successivement les moyens de traitement préconisés par quatre médecins différents et plusieurs empiriques, la malade est profondément découragée. Ce n'est qu'en lui montrant les photographies que vous avez publiées en 1865 que je parviens à lui rendre un peu d'espoir.

J'enlève d'abord la croûte obstruant les orifices nasaux, de même que toute la portion de croûte qui n'est pas trop adhérente. — Je badigeonne ensuite trois fois par jour toutes les parties avec l'acide phénique pur, tandis qu'à l'intérieur j'administre les analeptiques et surtout l'acide phénique, à la dose de 0,30 à 0,40 centigrammes.

La croûte s'est reformée 6 fois, mais en diminuant chaque fois d'étendue et d'épaisseur.

La tuméfaction de la joue droite a disparu après deux mois de ce traitement. Le tubercule constaté à l'angle interne de l'œil gauche a considérablement diminué, mais il persiste encore un peu, car le voisinage de la conjonctive était gênant pour l'application de l'acide phénique pur.

L'amélioration a toujours été graduelle jusqu'en février 1884; la malade se plaignit alors de violents maux de tête, de perte d'appétit et de grandes douleurs au moment de l'application du médicament. Il n'était pas difficile de trouver que ces troubles étaient dus à l'acide phénique rouge qu'elle employait depuis quelque temps : ce qui le prouva, c'est qu'une amélioration rapide recommença, dès que je lui eus fait reprendre l'usage des produits que vous préconisez.

Aujourd'hui, non seulement il n'y a d'autre trace de lupus que l'amincissement des ailes du nez, mais la malade jouit d'un état de santé qu'elle n'avait jamais connu et qu'elle attribue elle-même à l'usage interne de l'acide phénique.

Malaria. — V. Fièvres intermittentes.

Microbe de la tuberculose. — V. Tuberculose.

Microbe de la typhoïde.

Résumé des recherches exposées par M. Feltz à l'Acad' des sciences (31 décembre 1878).

Le sang veineux vivant normal ne renferme pas de ferments.

Le sang typhoïde vivant tient en suspension des germes cryptogamiques susceptibles de végéter dans des ballons ne renfermant que de l'air pur.

Méningite tuberculeuse.

Observation extraite du Traité de 1874, p. 872. — Enfant de 9 ans, fille de phtisique, deux frères morts de méningite tuberculeuse, présentant au 9e jour de sa maladie tous les symptômes de la même affection : cris encéphaliques, agitation, puis paralysie, délire alternant avec coma, pouls et respiration irréguliers, rémittences incomplètes de la fièvre, cécité, surdité.

Inj. hyp. *phén.* à 3 p. 100. Le lendemain et les deux jours suivants, persistance des symptômes sans aggravation. Au 5e jour, amélioration sensible, mais progressant lentement jusqu'au 40e jour, où commence la convalescence; guérison au 50e. Jusqu'au 81e jour, la malade a reçu tous les deux jours une inj. hyp. à 1 p. 100. — L'enfant revue deux ans plus tard était en parfaite santé, après avoir conservé pendant près d'un an de très violents maux de tête.

Les autres guérisons ainsi obtenues n'ont rien eu d'enviable : ainsi un enfant arraché à la mort a vécu aveugle et paralysé des jambes pendant 4 ou 5 ans; il a été ensuite emporté par une autre maladie.

Menstrues. — V. Manuel 1890, p. 78, 161, 249.

Le n° 6 (1875) contient une communication de l'abbé X., ex-étudiant en médecine, aumônier d'hôpital militaire et faisant de la médecine pour les pauvres après de nombreuses années de clinique. Il nous signale l'acide phénique comme le plus puissant des emménagogues.

Observations. — 1° Mlle R., atteinte depuis 20 ans d'un psoïtis à la cuisse. L'*acide phén.* employé contre cette affection (2 cuill. de sirop d'*ac. ph.* soir et matin) a ramené les règles arrêtées depuis 8 ans.

2° M. P., âgée de 13 ans, rouge, forte et sanguine; maux de tête et d'estomac, appétit nul. Sirop d'*ac. ph.* Au bout de 8 jours la jeune fille est réglée et toute souffrance a disparu.

Nous avons aujourd'hui de fortes raisons pour affirmer que le *phén. d'amm.* est un emménagogue beaucoup plus actif et plus spécial que le sirop d'*ac. ph.*

Métrite.

Observation extraite du TRAITÉ de 1874, p. 986.

Mme X., 45 ans, affectée depuis longtemps de catarrhe utérin Depuis 3 ans et demi, le mal a augmenté au point que la sécrétion, absolument purulente, coule aussi abondante que les règles et que le pus dépouille de leur épiderme le haut des cuisses en s'insinuant entre la peau et les linges. Depuis 3 ans, cautérisations à l'iode, au fer rouge, toutes inutiles. L'utérus augmente de volume, mais sans induration, ni bosselure, ni même ulcération, ce qui, à mon premier examen, fit rejeter tout diagnostic de cancer.

A l'aide d'un injecteur spécial, inj. intra-utérine de 9 parties d'eau et d'une de *glyco-phén.*, tous les 4 jours. Dans l'intervalle, la malade pratique elle-même des inj. vaginales du même liquide. Sirop d'*ac. ph.*, 3 cuill. par jour.

La suppuration diminue et change de nature dès les premiers jours; le gonflement de l'organe se réduit. Après 9 mois de traitement, la malade est définitivement guérie. Toutefois, elle reçoit une inj. utérine par semaine et se tient sous l'influence de l'acide phénique, ayant eu un fils mort phtisique.

Pour le traitement actuel, plus efficace et plus rapide, au moyen des crayons phéniqués, V. MANUEL 1890, au mot.

Migraine. — V. MANUEL 1890, au mot.

Observation n° 6 (1875). — Mme A., sujette à des migraines bimensuelles. Refroidissement dès le début de l'accès; douleur persistante la nuit et une partie du jour suivant Courbature générale à la fin de l'accès. Accès avortés par l'usage du *phén. amm.* et suppression de la courbature consécutive.

Moules (Intoxication par les). — V. Manuel 1890, p. 255.

Le n° 1 (1874). — M. Grossetête, 17 ans, après avoir mangé des moules, est pris d'étouffements, de vertiges, de démangeaisons vives et d'une éruption sur la face et le corps. 2 cuillerées de sirop au *phén. amm.* 1/2 heure en 1/2 heure. Après la première dose, les démangeaisons et les vomituritions cessent. 5 heures plus tard, tout accident avait disparu.

Un de nos clients après une indigestion causée par les huîtres ne pouvait plus en manger une sans ressentir tous les symptômes de l'intoxication par les moules. A deux reprises, il a bien voulu essayer, à notre prière, d'avaler une huître et aussitôt après du *phénate d'amm.*, et n'a présenté aucun des symptômes habituels.

Nélavân.

N° 10 (1876). *Communication* du R. P. Bosch, procureur de la Mission de Saint-Joseph, à Niazobil. — Ce mot sénégalais signifie *dormeurs*. Diagnostic de leur maladie : contagieuse et mortelle au bout de 15 mois de souffrances : douleur aiguë à la région du cœur, aux poumons, aux seins, raideur des membres et des jointures, douleurs aiguës et bruissement dans les oreilles, puis surdité ; douleur intense à la tête, à la nuque, surtout aux artères, à l'épine dorsale, aboutissant à l'idiotisme ; démangeaisons à la pointe des pieds, éruption aux amygdales, sommeil prolongé, lourd, pénible, plein de rêves terribles; frayeurs, surexcitations fiévreuses au sortir du sommeil. Chûte des dents, diarrhée fréquente de sang presque pur à la fin de la maladie; urine de couleur vert foncé, yeux verdâtres, difficulté de cracher, mucosités du nez très épaisses. Si une femme enceinte est prise de ce mal, mort du fœtus et de la mère; pendant l'allaitement le lait prend la couleur d'huile claire. Chez les hommes atteints, abolition de la faculté génératrice. Les noirs attribuent ce mal à un poison. La salive d'un nélavàn moribond mêlée au lait et au beurre communique la maladie à ceux dont ils veulent se défaire. Maladie incurable, dont l'issue est toujours fatale.

Le R. P. Bosch nous annonce 3 guérisons par les inj. hyp. *d'acide phénique*.

Névralgie.

Le n° 9 (1876), contient une lettre d'une personne inconnue de nous et qui nous écrit de Dol de Bretagne qu'au moyen des injections hyp. faites sur nos simples indications, elle a guéri non seulement des fièvres rebelles, mais une névralgie faciale datant de 15 ans. Le malade, âgé de 30 ans, avait des crises de deux ou trois mois de durée, sans possibilité de travailler. Pris comme soldat au moment de la guerre de 1870, il passa son temps dans les ambulances de Paris et de Passy, où six médecins essayèrent inutilement de le soulager; puis un mois à l'hôpital de Rennes où il fut, dit-il, martyrisé sans résultat. 2 inj. hyp. *d'ac. ph.* tous les 2 jours; en boisson, *eau glyco-phén.* à 1 cuillerée à café par verre. Au bout d'un mois, guérison parfaite.

Orgeolet.

N° 13 (1871). Guérison en un jour, annoncée par la malade même, au moyen de lotions d'*eau de Montecristo*, préventives aussi bien que curatives..

L'eau antiseptique de Sautereau peut produire le même résultat.

Opérations. — V. Nouv. Appl. 1865, p. 26. Traité, 1874, p. 893-985. Manuel, 1890, au mot ; Traitement des plaies pendant le siège de Paris, Lemerre, 1873.

N° 20 (1879). M. Trélat ayant perdu à diverses reprises 5 malades opérés pendant les grandes chaleurs et des temps d'orage, était arrivé après de longues méditations, à trouver que « les hautes températures et les températures orageuses ont une influence sur le développement de la septicémie » et avait appelé cette constatation « sa théorie. » C'était tout ce qu'il avait vu dans certaines expériences de Davaine sur la différence d'effet d'inoculations septicémiques faites en juin et en décembre. Nous lui démontrons qu'il aurait pu parler de *théorie* s'il avait seulement dit que les hautes températures et l'électricité peuvent favoriser le développement du ferment producteur de la septicémie. Nous insistons enfin sur ce point essentiel, qu'il faut redoubler de précautions antiseptiques si l'on se trouve forcé d'opérer par les grandes chaleurs.

Ostéite.

Observation du Dr G. de Villeneuve, 1879. (Inédite). Malade traité depuis 2 ans pour ostéite au bas du fémur droit, à côté de la rotule; le bourrelet est de la grosseur d'un œuf d'oie. Sirop d'*ac. phén.* Molleton imbibé d'eau *glyco-ph.*, à 5 0/0, recouvert de toile cirée en application la nuit. En 23 jours le mal a complètement disparu. « Je n'avais jamais vu de maladie de cette nature disparaître aussi promptement », dit l'auteur de l'observation.

Otite. — Otorrhée.

Observation extraite du *Traité* de 1874, p. 881.

Enfant de 13 ans, malade depuis 6 ans Otorrhée avec écoulement séro-purulent d'odeur fétide. A plusieurs reprises, dépôts énormes autour des oreilles, ayant laissé des marques probablement indélébiles. Ouie perdue peu de temps après l'établissement de la suppuration.

Au premier examen (12 déc. 1871) à l'aide du *speculum auris*, je constate que le mal s'étend jusqu'aux profondeurs de l'oreille ; os à nu, parcelles osseuses déjà éliminées dans le pus ichoreux et fétide, surdité presque absolue. Petits foyers purulents au-dessus et en arrière des oreilles. 2 pulvérisations par jour, avec eau *glyco-phén.* à 1 p. 100, 4 cuillerées de sirop d'*ac. phén.*, inj. hyp. *d'ac. phén.*

Au 21 décembre, très grande diminution de la suppuration qui est devenue quasi-séreuse et n'a plus d'odeur. Foyers intérieurs en voie de guérison. Le malade commence à entendre. Il quitte Paris. Les inj. hyp. et le sirop sont continués à domicile.

Le 16 janvier 1872, l'amélioration se soutenait. Un fragment osseux éliminé par la seule plaie qui restât hors de l'oreille; le malade entend. Au bout de quelques mois, rechute légère, petits abcès autour d'une oreille, et fragments osseux éliminés, retour de la suppuration à l'intérieur. Reprise des inj. *phén.* Au 1er octobre 1872, la guérison paraît définitive.

Le traitement actuel, plus complet que celui-ci, est formulé dans notre *Manuel* 1890, au mot *Otite*.

Ovariotomie.

Le n° 22 (1880), à propos d'une communication faite par le Dr Dezanneau, d'Angers, à la Société de chirurgie, où il relate 15 opérations d'ovariotomie dans lesquelles quatre malades ont succombé, deux aux suites immédiates de l'opération, deux à la péritonite, nous faisons observer que la méthode antiseptique a été, d'après cette communication, appliquée dans les *onze cas* suivis de guérison et ne l'a pas été dans les *deux cas* de péritonite suivie de mort. Cette complication aurait pu être évitée, et même guérie une fois produite, par un traitement antiseptique complet, boissons et injections hypod. d'*ac. ph.* et de *phén. amm.*

Ozène.

Observation extraite du TRAITÉ de 1874, p. 886.

Cte X., 24 ans, atteint d'ozène depuis l'âge de 7 ans. A la suite d'accidents de dentition, le malade à l'âge de 9 ans avait toutes les dents supérieures malades et les gencives saignantes. On attribuait à cette affection l'odeur insupportable qu'il dégageait. Mais l'ozène ayant été reconnu, on le traita par les préparations mercurielles en poudre à priser et en injections dans les fosses nasales. La stomatite mercurielle fit suspendre ce traitement chaque fois qu'il fut essayé. Au 17 février 1865, à la première visite, inj. *phén.* à 1,50 p. 100. L'odeur de l'ozène fut aussitôt diminuée. Cautérisations à l'*ac. ph.* pur sur quelques surfaces à modifier; je prescris injections, aspirations, gargarismes et lotions phéniquées. Au 15 mars, toute odeur avait disparu. Au mois d'août, le Dr Kaerner qui m'avait adressé le malade me confirmait sa guérison. Dans la crainte d'une récidive, il se maintenait toujours sous l'influence de l'*ac. ph.*

Périostite.

Observation du Dr G. de Villeneuve, octobre 1879. Inédite.

Mme G. périostite au tarse et au métatarse du pied. Tempérament robuste, mais le pied ne peut toucher terre. Sirop d'*ac. ph.*, inj. hyp. d'*iodo.-ph.* Guérison.

Péritonite puerpérale.

Observation extraite du Traité de 1874, p. 707.

Le 13 juillet 1871, je suis appelé à visiter la femme du Dr O. d'E., qui se mourait de péritonite puerpérale. Le Dr Campbell, avec lequel je me trouvais en consultation auprès de la malade, me disait en sortant : « Elle sera décomposée avant d'être morte. » Je proposai le traitement phéniqué qu'il accepta, mais en disant : « Rien n'y fera, ni collodion, ni acide phénique, dans quelques instants la malade n'en sera pas moins morte et décomposée. » L'altération des traits était effrayante : nez pincé, respiration profonde, saccadée, ne se faisant que par intervalles éloignés; pouls 150, lochies supprimées; écoulement de liquide roussâtre, d'odeur infecte, ganglions du ventre volumineux et douloureux, hoquet par intervalles.

A 11 h. du matin, 4 inj. hyp. *phéniquées* à 1 p. 100, 2 cuill. de sirop d'*ac. ph.* toutes les 2 heures. 20 minutes après les injections, pouls à 120, amélioration générale. A 2 heures, nouvelles inj. hyp., sirop et inj. intra-utérines *phén.* à 0,25 p 100.

Le lendemain la malade était non pas décomposée, mais ressuscitée.

Cette cure a été suivie dans notre pratique d'un grand nombre d'autres semblables et aussi caractéristiques. L'acide phénique, malgré ces merveilleux succès, a eu plus de peine à se faire accepter dans les régions officielles que cent autres médicaments ensemble dont on ne parle plus et qui ont passé sans laisser de traces autres que quelques pierres sépulcrales, d'ailleurs discrètes A vrai dire, il n'a jamais été franchement naturalisé dans ces régions. Cependant, on l'a employé pendant 8 ans dans la thérapeutique obstétricale et il a eu au moins un double mérite, celui de supprimer les épidémies de péritonite puerpérale, et en second lieu celui de n'avoir causé, dans ces 8 ans d'usage, aucun accident digne d'être noté. C'est ce qui lui a valu d'être détrôné par le sublimé, qui se recommande par des titres autrement sérieux. M. le Dr Budin, dont le rapport à l'Académie de médecine a demandé et obtenu cette substitution, après avoir reconnu la parfaite innocuité de l'acide phénique, a pareillement reconnu 16 cas de mort par intoxication dus à l'usage du sublimé. A peine intronisé le nouveau souverain de l'antisepsie obstétricale, comme don de joyeux avènement, a fait dans les hôpitaux de Paris, entre les mains non des sages femmes, mais des médecins eux-mêmes, 3 nouvelles victimes. On a enterré la dernière dans un tel silence que le bruit du glas funèbre n'a point été entendu des journaux amis et n'est arrivé que par surprise jusqu'aux oreilles des rédacteurs de la presse médicale libre. Les indiscrets, il y en a partout, affirment qu'on a du même coup enterré le sublimé, lui trouvant des allures par trop dahoméennes. C'est ce que nous avions prévu et prédit ou à peu près dans notre nº 40 (1890), où nous avons présenté un ensemble de conseils adressés aux sages-femmes qui ont à cœur d'assurer l'antisepsie de leur pratique et de ne pas exposer leurs accouchées à mourir soit de leur mal, soit d'intoxication académique. Il est aussi fâcheux pour la science officielle qu'heureux pour l'histoire de la médecine qu'on ne puisse pas supprimer, en même temps que l'usage du sublimé, les procès-verbaux des délibérations de l'Académie sur l'antisepsie obstétricale. Mais leur conservation aura cet avantage que, si jamais elle les relit, peut-être s'apercevra-t-elle que, pour raisonner comme elle l'a fait, il devrait y avoir, même chez elle, une limite d'âge.

Peste bovine. — V. Inoculations.

Phlegmon. — V. Traité 1874, p. 818; Manuel 1890, au mot.

N° 3 (1874). — Lettre du Dr Jacquard, de Bar-sur-Seine, annonçant qu'il a guéri, au moyen d'injections *glyco-phén.* faites à travers les tubes à drainage, un phlegmon comprenant la jambe et la cuisse, avec accompagnement d'érysipèle et menace d'infection purulente. Une ulcération du membre malade a été heureusement modifiée par l'emploi du même médicament.

Piqûres anatomiques.

N° 36 (1889).—A propos de la mort de M. Kusmierski, étudiant en médecine, mort causée par une piqûre qu'il s'était faite en autopsiant un enfant mort du croup, nous rappelons qu'au 25 mars 1871 nous écrivions au *Courrier médical* une lettre où nous exprimions la certitude qu'on peut, aujourd'hui, arrêter le développement de l'infection purulente en employant l'acide phénique selon nos règles. Le même article rappelle le traitement que nous résumons ainsi ;

Quand on est exposé aux piqûres anatomiques, porter toujours un flacon de *glyco-phénique* pour laver la piqûre en la faisant saigner.

Faire dans la piqûre une injection de 20 gouttes de *glyco-phénique* pur; pansement à la *vitelline phén.*

Aussitôt après, inj. hyp. d'*ac. ph.*; sirop d'*ac. ph*, de 3 à 5 cuill. par 24 heures. Si la température s'élève, une inj. hyp. d'*ac. ph.* toutes les 3 heures. — En cas d'angioleucite, même traitement, plus 1 inj. hyp. d'*iodo-ph.* et *vitelline ph.* en pansement sur tout le trajet.

Si le traitement ne commence qu'à une période avancée du mal, *phén. amm.* en inj. hyp. et en boissons toutes les 2 heures jusqu'à rémission des symptômes.

Pleurésie. — V. Traité 1874, p, 663; Manuel 1890 au mot.

Le n° 37 (1880) contient une communication du Dr Darcaigne, qui a guéri par le traitement antiseptique une pleurésie suppurée datant de 2 ans.

Mme L., 34 ans, bonne constitution. En mars 1887, pleuro-pneumonie; ponction. Grand affaiblissement. En juin, on transporta la malade alitée à la campagne. Au retour, toux et suppuration augmentées. Traitement par l'ac. fluorhydrique sans résultat. En octobre, abcès à l'endroit de la ponction. Ouverture, drainage.

En octobre 1888, large plaie à droite du sternum, et en arrière, grosseur avec fluctuation. Pus très abondant, surtout la nuit. Toux et crachats verdâtres très épais, oppression, faiblesse, anorexie. — Cataplasmes à la *vitelline ph.* Tous les matins, inj. de 100 gouttes d'*ac. ph.* dans l'ouverture de la ponction. Abcès incisé; lavages avec *eau et glyco-ph.* à parties égales 3 fois par jour; charpie imbibée d'*huile glyco-phén.*

Au 10 décembre, drains retirés. Cicatrisation du dernier abcès. — Pulvéris. *glyco-phén.*, sirop d'*ac. ph.*, *huile de foie de morue phén.*, élixir *phospho-ammoniacal*, sirop de *phén. amm.*, surtout le soir. Au 24 décembre, grande amélioration. En janvier, plaies cicatrisées. Continuation des inj. hyp. 3 fois par semaine et des pulvérisations quotidiennes. La guérison est complète en février. En mars, Mme L. part pour la campagne avec toutes ses forces.

Elle vient d'avoir un enfant en 1890.

Pleurésie suppurée.

Observation extraite du Traité de 1874, p. 867.

Enfant de 10 à 11 ans, présentant des symptômes de tuberculose pulmonaire, atteint d'une pleurésie grave qui s'ouvre un jour spontanément entre la 3e et la 4e côte à droite, d'où il sort *des litres* de pus. Les jours suivants la suppuration continue et l'enfant dépérit rapidement.

Appelé au 30 août 1867, je trouvait le malade si affaibli que je ne crus pas devoir lui imposer la fatigue de l'auscultation. Je commençai, sans espoir, le traitement phéniqué. Lavage de la cavité pleurale à grande eau *phéniquée* à 0,25 p. 100. 3 inj. hyp. *d'ac. ph.*, pansement, avec charpie imbibée du même liquide. Pour pratiquer le lavage, il fallut traverser plusieurs cloisons pseudo-membraneuses et les détacher autant que possible des parois pleurales, circonstance aggravante.

L'odeur fétide disparait en quelques instants; dans la journée la suppuration diminue. Le lendemain l'enfant avait repris des forces. Même traitement pendant 8 jours; puis inj. hyp. remplacées par sirop d'*ac. ph.* Au bout de 15 jours, l'enfant est transporté d'Auteuil à Paris. Le Dr Kuntzli, puis la mère du malade continuent les pansements ; guérison en quelques mois. La marche de la tuberculose a été enrayée du même coup. Quelques légers accidents survenus plus tard ont nécessité une saison de bains de mer. Mais l'enfant est aujourd'hui un jeune homme plein de santé, malgré une légère déformation du thorax.

Pneumonie. — V. TRAITÉ 1874, p. 803 ; MANUEL 1890, au mot.

Le n° 1 (1874) contient deux observations communiquées par le Dr V., qui appelle le *phén. amm.* un remède héroïque dans les cas de bronchite capillaire et de pneumonie :

1° M. C. Pneumonie du côté gauche, crachats rouillés, puis sanglants, râles crépitants ; point de côté intense. 6 cuill. en 3 fois de sirop au *phén. amm.*, et 6 de sirop d'*ac. ph.* en tisane par 24 heures. Rémission des symptômes le 3e jour ; cessation du *phén. amm.*, continuation du sirop d'*ac. ph.*, cure terminée par ce sirop, le *kermès* et le sirop d'*anacahuita*.

2° M. X. Frissons intenses, point de côté très douloureux à gauche, râles crépitants à la base, crachats rouillés. 8 cuill. de *phén. amm.* pour la nuit. Le point de côté cède après la 6e. Guérison en 3 jours.

Rage. — V. NOUV. APP. 1865, p. 180 ; TRAITÉ 1874, p. 544 ; MANUEL 1890, au mot.

Les nos 7 et 9 (1876) contiennent une étude incomplète sur quelques tentatives de traitement des symptômes rabiques, au moyen de l'hydrate de chloral en lavements à la dose de 25 gr. en 24 heures, d'inhalations d'oxygène et de vapeurs de 12 à 15 gouttes de nitrite d'amyle. Ces palliatifs ne pouvaient, selon nous, avoir qu'un effet passager sur les symptômes, et c'était la cause qu'on aurait dû tenter de neutraliser au moyen de parasiticides : soufre, mercure, iode, quinine, ammoniaque et arsenic. On aurait dû au moins essayer le caustique au *bichlorure de mercure*, souverain contre la pustule maligne quand il est appliqué a temps.

Nous avons exposé dans notre *Manuel* les traits principaux de la méthode que M. Pasteur applique à la prophylaxie de la rage après morsure. Nous avons, depuis, pris exacte connaissance de la méthode du Dr Jaime Ferrán, directeur de l'Institut microbiologique de Barcelone.

Nous aurons occasion de faire connaître les autres travaux et les théories de ce savant, que les uns ignorent, que les autres ont calomnié, mais dont l'œuvre laissera une trace profonde et marquera dans l'histoire de la médecine du XIXe siècle, en dépit des mépris affectés et du dénigrement systématique de quelques obscurantistes intéressés. Aujourd'hui nous devons nous borner à faire connaître la technique de sa méthode, dite *supra-intensive* et les résultats qu'il en a obtenus, sans entrer dans l'exposition ni dans l'examen de ses théories. Son principe, fondé sur de longues et probantes expériences, est celui-ci : innocuité des doses massives de virus, et immunité assurée par leur inoculation.

L'examen de certaines statistiques des *Annales* de l'Institut Pasteur en a dégagé, pour le Dr Ferrán, des conséquences qui n'ont pas frappé M. Pasteur ou qu'il a négligées. Du tableau de quelques expériences faites à cet Institut ressortent les données suivantes :

De 6 chiens inoculés avec 1/2 cc. de virus de lapin,

2 meurent. Le survivant résiste à l'inoculation par trépanation;

De 7 chiens ayant reçu 1 cc., 6 meurent. Le survivant résiste à la trépanation;

De 7 chiens ayant reçu 2 cc., 1 meurt. 4 des survivants résistent à la trépanation, 2 meurent.

2 chiens ayant reçu 10 cc. survivent et résistent à a trépanation.

Conclusion : L'action prophylactique du virus non atténué et son innocuité croissent proportionnellement aux doses.

Quant à l'atténuation, si elle ne consiste qu'en la diminution graduelle du nombre des germes, qu'y a-t-il de plus logique et de plus simple que de préparer une émulsion type avec du virus frais et de faire de cette émulsion, dans de l'eau stérilisée ou du bouillon, des dilutions graduées et en nombre indéfini?

C'est ce qu'a fait Hogges.

1 chien reçoit le 24 mars, toutes les 2 heures, 1 cc. d'émulsion de moelle fraiche provenant d'un lapin mort de rage à 7 jours 1/2 de l'inoculation. Cette moelle est diluée dans de l'eau contenant 7 millièmes de sel commun. Le chien reçoit 6 inoculations : la première au 1/5000; les autres au 1/2000, 1/500, 1/250, 1/100, 1/10. Les 26 et 27 mars même traitement, encore repris les 4, 5, 6 avril avec solutions analogues, et enfin les 18, 19 et 20 avril. Pas d'accident. Au bout de 41 jours, après la première inoculation (4 mai), trépanation et inoculation de moelle d'un lapin mort 9 jours 1/2 après inoculation. Pas d'accident.

Le témoin meurt en 14 jours 1/2.

Les 26, 27 et 28 mai, 3 chiens inoculés de même sorte. Le 16 juin, ils sont mordus par un chien enragé. Pas un ne succombe. Le 1er septembre inoculation par trépanation. Pas d'accident; immunité parfaite.

« En admettant les bons résultats de cette tentative, comme le dit M. Roux dans la critique qu'il en a faite, on peut se demander : que serait-il arrivé si Hogges avait inoculé à ses 4 chiens tout le virus en une seule fois? La réponse à cette question est connue de tous ceux qui ont inoculé des doses massives de virus rabique à des chiens. Ce qui arrive en ce cas, c'est que ces animaux sont indemnes même quand ils reçoivent en une seule inoculation tout le virus contenu dans les dilutions distinctes. Par conséquent, les dilutions de M. Hogges, dont l'emploi est très logique, sont cependant aussi inutiles que les moelles desséchées de M. Pasteur, en sorte que nous nous posons, à propos des atténuations de ce dernier, la même demande que M. Roux sur la nécessité des dilutions de M. Hogges. Le résultat de l'expérience faite sur l'homme, comme nous le dirons plusloin, dit bien éloquemment que les unes sont inutiles comme les autres. »

Les faits constatés dans l'étude du virus rabique, dit le Dr Ferrán, sontinexplicables et ressemblent à des paradoxes (1). Dans toutes les autres inoculations prophylactiques faites avec des virus, on voit que le danger croît avec les doses de virus inoculé. Dans celles du virus rabique, plus grandes sont la virulence et les doses,

(1) Si l'on considère la durée relativement longue de l'incubation rabique, durée qui doit dépendre de la nature même du microbe de la rage et de la lenteur avec laquelle il envahit l'organisme, on sera porté à penser que là où des microbes en petit nombre trouvent à subsister pendant un séjour relativement long et par conséquent à se multiplier, un grand nombre de ces mêmes microbes, d'une part, ne peut

moins grands sont les dangers et plus l'immunité est assurée, si bien qu'on peut poser la formule suivante : *L'innocuité du virus rabique cultivé sur des lapins en série est, chez l'homme et chez le chien, en raison directe de la quantité de virus inoculé en injection hypodermique.*

En effet, les expériences de Pasteur, de Bordach et de Ferrán donnent le tableau suivant :

Inoculation
de virus rabique cultivé sur les lapins en série

Doses	Chiens inoculés	Morts
1/2 cent. cube	6	5
1 c.c.	14	7
2 c.c.	17	1
3 c.c.	3	0
10 c.c.	7	0
20 à 60 c.c.	10	0
15 à 25 c.c. (Ferrán)	200	0

La loi d'innocuité du Dr Ferrán n'est vraie qu'avec les restrictions qu'il a énoncées, car l'expérience a établi les lois restrictives suivantes :

1° Les inoculations massives de virus fixe de lapin *ne sont pas inoffensives pour les lapins*. Autant on en inocule avec ce virus, autant il en meurt, quelles que soient les doses inoculées;

2° Les inoculations massives de virus de chien des rues *ne sont pas inoffensives pour les chiens*; le danger

s'alimenter et, d'autre part, s'extermine lui-même par les toxines qu'il fabrique en quantité proportionnelle au chiffre des individus qui le composent. On conçoit, au contraire, que des microbes organisés de manière à se répandre rapidement dans les tissus ne périssent ni d'inanition ni d'auto-infection.

en est d'autant plus grand, jusqu'à une certaine limite, que la série de transmission de chien à chien a été plus longue.

3° Les inoculations relativement massives de virus de chien des rues *sont inoffensives pour les lapins.*

Il faut donc que les virus d'inoculation aient été cultivés en série sur des espèces différentes de celle qu'on veut inoculer, ainsi que le démontrent les expériences suivantes :

1° 16 lapins inoculés avec des doses relativement élevées de virus de chien, morts. 0

2° 6 lapins inoculés avec du virus de lapin cultivé une seule fois sur le chien, morts. 5

Voici comment le Dr Ferrán applique son principe et le justifie par les effets. Il inocule des séries de lapins, qui tous, après une incubation de 8 à 10 jours, présentent les symptômes de la rage et meurent au 10e ou au 11e jour après l'inoculation. En hiver, on attend la mort spontanée; en été, on les sacrifie quelques heures avant qu'elle se produise, pour prendre non la moelle, mais la masse cérébrale. Après avoir détaché la tête, les masses musculaires et toutes les parties osseuses qui ne concourent pas directement à la protection du cerveau, ce cerveau ainsi préparé est aussitôt plongé 40 secondes (1), *montre en main*, dans un bain bouillant

(1) Dans une lettre du 6 mars 1891, le Dr Ferrán nous dit : « Les expériences m'ont démontré que lorsque l'immersion se prolonge au-delà de 40 secondes, le virus se détruit dans de grandes proportions, et qu'au péril des inoculés, on retombe dans les méthodes opposées à la méthode supra-intensive. Quelques personnes ayant reçu des injections de virus chauffé au-delà de la limite de 40 secondes, ont eu des

composé de 500 centim. cubes d'eau, 10 cent. cubes d'acide chlorhydrique, 10 cent. cubes de solution aqueuse de bichlorure de mercure à saturation. Au sortir de ce bain, on l'enveloppe de coton stérilisé et on le garde sous cloche jusqu'au moment de l'employer; d'ordinaire on l'utilise sur-le-champ. Avec des ciseaux appropriés, on ouvre le crâne et on fait tomber tout ou partie de la masse céphalique dans un petit mortier qui contient du sable fin lavé et stérilisé, qu'on mêle intimement au tissu nerveux pour le bien désagréger. Alors on ajoute de l'eau par petites quantités sans cesser d'agiter, afin d'obtenir une émulsion bien uniforme. On couvre le mortier avec une cloche et l'on attend 10 minutes pour laisser le sable se déposer au fond. Puis on décante l'émulsion dans un vase stérilisé qu'on couvre avec un obturateur de cristal. Quand elle est bien faite, elle est très fine et n'obstrue jamais l'aiguille à injections. Elle est très riche en matière virulente, de couleur rosée et de réaction neutre.

On l'emploie dès qu'elle est préparée et jamais on ne la garde d'une séance à l'autre. Ce qui reste après les inoculations faites aux malades sert à inoculer des lapins de série, qui meurent toujours dans le temps réglementaire, ce qui prouve que le virus n'a pas subi d'atténuation. Le fait est encore prouvé par ceci que 30 animaux inoculés avec l'émulsion ainsi préparée et 30 autres avec le virus frais tiré du cerveau non soumis à l'ébullition, meurent dans le même espace de temps.

phénomènes paralytiques qui heureusement se sont dissipés. Il y a donc danger à prolonger l'immersion et à diminuer la quantité de virus. »

Les injections se font au ventre, en prenant soin de déposer le liquide dans le tissu cellulaire, et non dans l'épaisseur de la peau ou des muscles. Dans la lettre du 6 mars 1891, citée dans la note précédente, le Dr Ferrán nous dit : « Après la publication de mon livre, nous avons découvert que le virus déposé dans le *tissu musculaire* tue même à doses massives, ce qui démontre qu'il est possible que les accidents attribués aux vaccinations antirabiques soient positifs. Il n'y aurait rien d'étonnant que, dans l'ignorance de ce fait, on ait quelquefois fait des injections sous-aponévrotiques ».

Ces inoculations ne produisent jamais d'effet local ni général, sauf parfois une légère hyperhémie exclusivement localisée au siège des *dernières* inoculations.

Chaque personne mordue par un chien soupçonné ou manifestement atteint d'hydrophobie reçoit 2 injections de 1 centim. cube chacune le matin, et 2 autres le soir. Ce traitement dure 5 jours; chaque malade reçoit donc 20 centim. cubes de virus vaccinal.

Quels que soient la dose, la gravité des morsures et l'âge des malades, le traitement reste le même.

La vaccine de prophylaxie pour les chiens avant morsure se prépare de même, sauf que le séjour de la cervelle rabique dans l'eau bouillante dure 45 secondes au lieu de 40. De très nombreuses expériences ont démontré que les chiens ainsi inoculés résistent sans exception aux inoculations de virus rabique faites par la cornée, inoculations toujours mortelles pour les chiens non vaccinés.

Voici les résultats obtenus par la méthode supra-intensive au laboratoire microbiologique de Barcelone, du 10 mai 1887 au 7 juillet 1889.

Morsures de chiens 487, de chats 19, de mulet 2,

d'âne 2, inoculation de virus rabique de chien des rues par des instruments d'autopsie 5. Total 515 malades, desquels 20 seulement ont terminé le traitement depuis moins de 40 jours.

Morts de rage pendant le traitement.	. .	0
— après le traitement	. . .	2

1° L'un des deux morts, Fr. Salvat-Darder, 14 ans, né à Llansa (Gerona), entré le 8 juillet 1888, mordu le 29 juin précédent, à la main droite. La blessure superficielle est cicatrisée et n'a point été cautérisée. Du 8 juillet au 14, 20 cent. cubes d'injection. — Revenu chez lui, le malade meurt de *rage furieuse* constatée par le Dr E. Pexas, 34 jours après la morsure.

Le traitement n'a pas pu conjurer les effets du virus rabique, mais le malade n'étant pas mort de la rage *paralytique*, c'est de la morsure et non du traitement qu'il est mort.

L'oncle de ce malade, mordu le 1er juillet par le même chien, a reçu les mêmes inoculations que son neveu et n'a pas éprouvé d'accident.

2° Maria del Carmen Villanueva Gómez, 8 ans, née à Chipiona (Cadiz), est venue à l'Institut 18 jours après morsure par un chien mort de rage. Le traitement a été appliqué, mais après avoir prévenu les intéressés qu'il n'y avait rien à en espérer. En effet, l'enfant mourut de *rage furieuse* à l'hôpital de Saint-Jean-de-Dieu à Alicante, le 18 juin, 38 jours après avoir été mordue.

Dans cette statistique ne figurent pas 8 individus qui ont voulu être inoculés sans avoir été mordus et qui n'ont éprouvé nul accident.

Bien que convaincu de l'innocuité de sa méthode, le Dr Ferrán, ne l'appliquait au moment où parut son livre

(1889), qu'aux personnes manifestement menacées de mourir de rage. Il avait refusé, à cette date, d'inoculer plus de 400 individus chez lesquels les vaccinations ne paraissaient pas assez justifiées.

Depuis, comme il nous le dit à la date du 6 mars 1891, il a plus strictement limité les cas qu'il soumet à la méthode supra-intensive. Il ne traite que les gens mordus sur les parties nues ou très profondément, par des animaux manifestement atteints de rage, et quand les morsures n'ont pas été aussitôt cautérisées. Il élimine tous les autres. « Cette limitation, nous dit-il, a été fort instructive. Elle nous a dès l'abord montré que les statistiques de tous les instituts antirabiques sont à refaire, car dans le nombre très considérable de gens mordus que j'ai éliminés, il n'y a pas eu un seul cas d'éclosion de la rage ».

On voit qu'il s'en faut que tout soit dit en pareille matière, et que la science française a tort de laisser dans une ombre coupable des études aussi importantes, aussi précises et fécondes en résultats que celles du Dr Ferrán.

Ces détails sont tirés du volume intitulé : *Estudios sobre la rabia y su profilaxis*, 1887 *á* 1889, *por* Jaime Ferran y Clua. *Barcelona*, 1889.

Récidivisme.

Le n° 17 contient un article où nous appelons l'attention des législateurs sur un des moyens propres à combattre le récidivisme héréditaire. Il n'est pas douteux qu'un criminel, qui souvent obéit lui-même à des influences ataviques, ne fasse souche de futur criminels. Le bon sens populaire, en suspectant les fils de voleurs ou d'assassins, est d'accord avec la science actuelle. Le seul tort de ces soupçons est d'aller souvent jusqu'à l'injustice, jusqu'aux démonstrations hostiles et de sortir des limites de la précaution réservée. Erasme proposait la castration de tout homme convaincu d'avoir propagé la syphilis. Avec plus de raison l'on pourrait proposer ce moyen pour couper en chemin les effets de l'hérédité criminelle. A cet avantage se joindrait celui d'une amélioration possible de l'homme ainsi modifié, tout mâle qui perd ses attributs subissant un notable changement, comme on voit le cheval hongre devenir traitable sans pour cela perdre au .ne des facultés qui le rendent utilisable. Cette pré(.ution . car dans notre pensée ce n'est point un châtiment, justifiée et autorisée par les besoins de la conservation sociale, serait peut-être plus propre que la prison ou les autres peines à inspirer aux criminels non entachés d'hérédité une crainte salutaire et à les retenir sur la pente du récidivisme.

Aux législateurs de voir dans quelle mesure la loi peut adopter ce mode de prophylaxie sociale.

Salicylate de fer.

N° 7 (1876). Note présentée à l'Académie des sciences (janvier 1876) pour proposer la substitution du salicylate de fer au perchlorure de fer, dont il a les principales qualités sans en avoir les inconvénients. Il est soluble presque en toute proportion dans l'eau. Il n'irrite pas les tissus et favorise la cicatrisation des plaies par son effet légèrement coagulant et caustique, par ses propriétés antifermentatives qui diminuent la suppuration et empêchent les complications consécutives. Il est en paillettes sèches très faciles à transporter ; enfin il peut être pris à l'intérieur soit en pilules de 0,05 centigr., soit en solution au 10° à la dose de 3 à 5 gouttes dans de l'eau.

Salicylique (Acide). — V. Manuel 1890, *Form.*

Le n° 13 (1877) contient un article sur le rôle que certains parrains de l'acide salicylique ont joué dans une question où la spéculation était plus intéressée que la médecine. L'acide salicylique a été découvert non en Allemagne, mais à Paris, dans le laboratoire de M. Dumas, qui a dû rappeler ce fait à M. le professeur Sée. Nous lui avons rappelé nous-même que cet agent n'a que les vertus qu'il doit à l'acide phénique avec lequel on le prépare, et nous avons signalé ce fait étrange et significatif qu'il n'a pas même parlé de l'acide phénique en parlant de l'acide salicylique; qu'aux noms des médecins allemands qu'il a cités, il n'a pas joint le nom d'un seul médecin français, malgré leur priorité bien avérée, et qu'il a usé de sa position officielle pour faire reproduire dans les journaux de toute nature sa note à l'Institut, lorsque le rédacteur scientifique n'avait pas, à son gré, parlé de lui assez élogieusement.

Le n° 18 (1878) relate deux observations publiées par le Dr Watelet relatives aux dangers de la médecine salicylée chez un enfant affecté de rhumatisme aigu avec endocardite. L'oblitération artérielle et la gangrène de la jambe, rares dans le rhumatisme, apparaissent après l'administration du salicylate de soude, et la mort a lieu le 13e jour. Toutefois, M. W. ne met pas formellement ces accidents sur le compte du médicament : il se borne à les signaler.

Dans le second cas, un accès de goutte aiguë, l'acide salicylique n'a produit aucune amélioration, mais a causé certains désordres qui pouvaient avoir leur danger: l'oligurie, la douleur de cyste, la pâleur des urines, symptômes qui peuvent faire craindre que le salicylate ne s'oppose à l'élimination de certains principes de l'urine ; en outre une constipation opiniâtre, des sensations de froid aux extrémités, de la lourdeur des membres. A la suite de ces constatations, le Dr W. déclare qu'en attendant de nouvelles expériences, il se gardera bien d'employer le salicylate de soude.

Scarlatine. — V. TRAITÉ 1874, p. 517. MANUEL 1890, au mot.

Pas d'observations dans la *Médecine des Ferments*. Le no 12 (1877) contient l'indication du traitement antiseptique, en réponse à une demande du Dr Wallart. Nous conseillons d'appliquer à la scarlatine maligne le traitement indiqué contre la fièvre typhoïde : sirops *d'ac. ph.*, et de *phén. amm.*, de 6 à 10 cuill. à soupe par 24 heures ; dans les cas de début violent, inj. hyp *d'ac. ph.* et de *phén. amm.*, de 3 à 4 par 24 heures si la gorge est prise ; gargarismes avec addition de *glyco-ph.*; inhalations *phéniquées*. Au-dessus de 40°8, température axillaire, bain à 25° ou lotions froides rapides V. CONTAGION.

Angine scarlatineuse.

Observation extraite du TRAITÉ de 1874, p. 822.

Le 29 mars 1872, le jeune V. m'est amené, affecté d'angine violente avec les caractères spéciaux de l'angine scarlatineuse: extrême chaleur de la peau déjà un peu violacée, pouls à 120, gorge très gonflée, surtout les tonsilles, et d'un rouge intense.

2 inj. hyp. phén. à 1 p. 100 et de *phén. amm.* ; gargarisme *phén.* à 1 p. 100 avec un peu de teinture thébaïque.

Le lendemain, peau encore rouge, mais le pouls est à 75 ; l'enfant a repris de la gaieté. Sirop *d'ac. ph.* et continuation du gargarisme.

Le 1er avril, plus de fièvre, presque plus de rougeur, ni de douleur à la gorge. Guérison.

Scrofule.

Observation extraite du Traité de 1884, p. 1054.

Mlle H. Chute sur le genou à l'âge de 3 ans; gonflement et douleurs, marche abolie. Bandage amidonné, sirop phéniqué, pilules d'iodure de fer. L'enfant est ramenée en Angleterre.

Un médecin anglais fait appliquer une gouttière en gutta-percha. 2 abcès se forment le long de chaque bord de la gouttière. — On me ramène l'enfant (4 ans 1/2), jambe pliée, raccourcie, vives souffrances, marche impossible. Gouttière supprimée. Lotions au *glyco-ph.*, sirop d'*ac. ph.*, 3 cuill. par jour.

Le Dr Guéneau de Mussy, consulté par la mère, déclare qu'il n'y a de remède que l'amputation; son avis est confirmé par le Dr Nélaton. Nouveau départ pour l'Angleterre, et prompt retour en France.

J'applique une semelle de plomb, bains Aucosse à la térébenthine, puis à l'iodure de potassium, pointes de feu, et enfin au commencement de 1868, inj. hyp. *d'ac. phén.* Au bout de peu de temps la malade marche sans béquilles et presque sans boiter. La mère fait dix voyages d'Angleterre en France dans la même année pour suivre le traitement. Mais chaque retour en Angleterre causant de nouveaux accidents, elle se fixe en France. En février 1874, le traitement ayant été suivi avec persévérance, la guérison persiste depuis deux ans. La jambe malade est un peu plus *longue* que l'autre, mais la jeune fille ne boite pas.

Sébacé (Flux). — Communication de M. R. de la B... N° 25 (1882) :

1° Petite fille de 2 ans : plaies suppurantes à la tête, odeur infecte, écoulement abondant par les oreilles. Inj. hypod. d'*iodo-ph.*, 40 gouttes le 1er jour, 60 le 2e, 100 le 3e, 4e et 5e. Puis pendant 5 jours 1 inj. de 100 gouttes de *sulfo-phén.* Inj. dans les oreilles de *glyco-ph.* étendu d'eau. Guérison radicale.

2° La nourrice de l'enfant ayant gagné une maladie d'oreilles de même nature a été guérie par les lavages au *glyco-ph.*

3° Guérison obtenue par nous, à New-York, sur un enfant de 5 ans, couvert depuis sa naissance de croûtes suppurantes dont tout le corps était envahi : sirop *iodo-ph.*, en mangeant, *huile de foie de morue. phén.*, le matin ; lotions avec *glyco-ph.* 2/3 et jaune d'œuf 1/3. Malade revu en 1891 : récidives légères promptement guéries par des cures au *sulfo-ph.*

Sphacèle. — N° 9 (1876). Communication du Dr D... Jambe écrasée par un chariot à la partie moyenne. Plaie de 0,12 de hauteur sur 0,06 de largeur, écoulement de sang. Une fracture à 0,02 au-dessus des malléoles ; plusieurs autres au-dessus de la rotule et au-dessous ; écrasement des os sur une largeur correspondant à celle de la roue. Au niveau de l'écrasement, absence complète de fragments osseux, le tibia étant coupé à pic aux deux limites de l'écrasement. 6 mars, appareil contensif provisoire. Le lendemain, appareil immobilisateur. Sur toute la longueur de la jambe, irrigation permanente d'eau *phéniquée* (100 gr. de *glyco-phén.* pour 10 litres d'eau).

8 mars, pas de souffrance ni de fièvre. 2 avril, les points

de sphacèle se dissipent sur les deux tiers du pourtour de la jambe à la partie moyenne.

7 avril. Le sphacèle étant limité et les os paraissant en bouillie, l'amputation de la cuisse est décidée, mais le 10 avril les trois médecins trouvent l'état du malade si satisfaisant qu'ils se décident à attendre. Suppuration presque nulle et sans odeur; peu d'enflure. Continuation des injections, bonne alimentation.

23 mai. Le malade s'assied sur son lit et panse lui-même sa jambe. Le sphacèle se détache sur les bords et découvre une plaie bourgeonnante du meilleur aspect. Les fractures s'affermissent, et sur la place occupée par les os broyés, on sent une résistance qui paraît indiquer un travail de consolidation.

19 juin. Tout le sphacèle s'est détaché; plaie rose et comblée par des bourgeons charnus. Les bords se cicatrisent rapidement. On sent une reproduction osseuse constituant un tibia plus volumineux que l'os primitif.

26 juin. Les chairs sont partout de niveau.

8 juillet. L'appareil est abandonné. Jambière de carton échancrée au niveau de ce qui reste de la plaie. Pansement à l'eau *phéniquée.*

17 août. Le malade se lève et marche avec des béquilles. Il peut s'appuyer légèrement sur le pied. La cicatrisation est d'une lenteur extrême depuis qu'on a cessé les injections phéniquées. Après interruption du traitement, rechute, arrêtée dès qu'il a été repris.

Syphilis. — V. Traité 1874, p. 547; Manuel 1890, au mot.

N° 21 (1880). Recherches sur le micro-organisme de la syphilis, traduites du journal médical de Boston. Confirmant les observations de Klebs sur le rôle des hélico-monades, dont la réunion en masses globulaires forme les produits fongoïdes inoculables, le professeur Pick conclut que les différents états d'accroissement du *fongus* offrent différents degrés d'inoculabilité, que des parties d'indurations syphilitiques deviennent plus infectieuses après avoir été conservées quelques jours dans des tubes de verre, qu'enfin il y a dans la syphilis humaine certains organismes qui, cultivés en dehors de l'économie, produisent des hélico-monades et que ces hélico-monades inoculés à des animaux non réfractaires reproduisent les manifestations de la syphilis humaine.

Le n° 22 (1880) relate des expériences du Dr V... sur l'acide pyrogallique, au moyen duquel il a cautérisé et guéri des plaies atteintes de phagédénisme. Après avoir protesté contre la pratique des inoculations, désormais condamnée, nous concluons de cette guérison que la virulence syphilitique est due à un ferment organisé que la cautérisation antiseptique peut détruire au début.

Ténia.— V. Traité 1874, p. 249 ; Manuel 1890, au mot.

Le n° 20 (1879) contient le résumé d'une discussion de la Société médicale des hôpitaux de Paris sur la nature et le développement des *ténias*. Il semblerait résulter des études de M. Mégnin, communiquées par lui à l'Académie des sciences (6 janvier 1879) que, contrairement à l'opinion ancienne qui admet l'existence de 2 espèces diverses de ténias : le ténia *inerme* et le ténia *armé*, le cysticerque donne un ténia *inerme* s'il pénètre dans une glandule, dans un diverticulum de l'intestin, y subit sa phase vésiculaire, et repasse ensuite dans l'intestin, et un ténia *armé* quand le cysticerque a été avalé après avoir subi un développement vésiculaire et s'est transformé en ver sexué dans l'intestin même.

La communication du Dr de Cailhol (Saint-Louis des Etats-Unis), relatée au n° 36 (1883), présente un plus grand intérêt. Il a obtenu l'expulsion d'un ténia complet au moyen du *glyco-phén*. Il a administré une cuillerée à thé de *glyco-phén.*, soit environ 10 gr. dans un verre d'eau pris en 3 fois dans 24 heures avec l'estomac vide. Au bout d'une semaine, en 1 fois, 1/2 once de *glyco-phén.*, soit 0 05 centigr. d'*ac. ph.* avec 20 gouttes d'éther sulfurique. Deux heures après, limonade au citrate de magnésie, et expulsion du ténia complet au premier passage. Le Dr de C. suppose que l'acide phénique a, en cette circonstance, agi comme anesthésique et fait lâcher prise au ténia.

Nous n'avons pas voulu nous autoriser d'un fait isolé pour indiquer ce traitement dans notre dernier ouvrage, mais il n'y a nul danger à l'essayer.

Teigne. — V. Traité 1874, p. 325; Manuel 1890, au mot.

N° 21 (1880). Communication du Dr S. — Teigne rebelle à toutes les médications; l'enfant a perdu le sommeil, et dès qu'on cesse les traitements, les poux envahissent toutes les croûtes. En très peu de temps, disparition de la teigne et de la vermine par le traitement au *glyco-phénique*.

Traumatisme.

N° 15 (1878) *Observation* d'uréthrotomie externe extraite de la *Gazette de Strasbourg*, d'où il résulte que le pansement de la plaie fait au moyen de la solution alcoolique d'acide phénique sur un bourdonnet de charpie, qu'on retire quelque temps après l'opération, a empêché la douleur consécutive à la blessure et les complications qui pouvaient en résulter. La température qui, dès le lendemain, était à 37°,7 en moyenne, prouve qu'il n'y a pas eu de fièvre traumatique. Cette observation concorde avec les résultats que nous annonçait le Dr Mosétig, de Vienne, qui nous écrivait : « Je ne sais plus ce que c'est que la fièvre traumatique dans mon service d'hôpital et plus encore dans ma pratique civile, depuis que je me sers de l'acide phénique. » L'indication de ce traitement avait été donnée par nous dans une lettre du mois de juin 1875 à M. Bœckel, publiée dans notre n° 7 (1876).

Tuberculose. — V. TRAITÉ 1864, p. 1055; MANUEL 1890, au mot.

La tuberculose est une des maladies dont la *Médecine des Ferments* s'est le plus souvent et le plus sérieusement occupée. Si les observations qu'elle a relatées sont relativement peu nombreuses, cela tient à ce que chez un grand nombre de malades ou améliorés ou guéris, le mal n'a pas présenté de particularités saillantes, et à ce que beaucoup d'autres, qui vivent grâce à la médication phéniquée, se considèrent et doivent être considérés comme en cours de traitement, quelques-uns depuis des années.

Nous résumerons les diverses questions traitées ou examinées dans notre journal et nous relaterons les diverses affections tuberculeuses que nous avons eu occasion de traiter, avec les observations relatives à chacune.

Rappelons que c'est en 1882 qu'a été découvert par Koch le bacille de la tuberculose, mais que nous écrivions en 1874 (Traité de l'acide phénique, p. 1055) : « Comme, dans la doctrine des ferments, transmissibilité ou contagion est synonyme de parasitisme, le caractère parasitaire de la tuberculose peut être considéré comme démontré. »

Nous rappelons également que la première guérison d'une phtisie galopante, constatée par plusieurs médecins, a été obtenue par nous au moyen du traitement phéniqué en 1872 (Voir ci-après n° 17).

Études sur la Tuberculose. — Dans les nos 26 (1883), 27 (1884) et 28 (1885), un de nos confrères a écrit une étude historique et pratique de la tuberculose. Il rappelle que la contagion de la phtisie, reconnue depuis Hippocrate, a été démontrée en 1865 à l'Académie de Médecine par M. Villemain. Il avait inoculé à une série d'animaux des granulations tuberculeuses ou des crachats de phtisiques, et avait produit ainsi chez eux des tuberculisations généralisées. Les produits tuberculeux de ces animaux morts inoculés à d'autres les avaient fait mourir de tuberculose, et les matières obtenues par ces expériences paraissaient acquérir des propriétés infectieuses d'autant plus redoutables que la série des animaux sacrifiés était plus longue.

Naturellement, il trouva des contradicteurs aveugles à l'Académie, le rôle de ces sociétés étant de s'opposer au progrès jusqu'au jour où ce progrès étant accompli malgré leurs efforts rétrogrades, elles prennent la tête, s'attellent au char qu'elles n'ont pas pu faire aller à reculons et se donnent les gants d'avoir fait marcher la machine. La démonstration de Villemain devint irréfutable lorsque R. Koch, ayant isolé des composants hétérogènes du crachat des phtisiques le microbe de la phtisie, eut produit la tuberculose en inoculant ce seul microbe.

Bacille de Koch. — Il se trouve non seulement dans les crachats, mais dans les tubercules miliaires, dans les produits de la pneumonie caséeuse, dans le pus de certains abcès et de certaines blennorrhagies, des arthrites tuberculeuses, surtout dans les organes pulmonaires.

Les causes qui engendrent à divers degrés la misère physiologique favorisent le développement du bacille, qui est héréditaire ou adventice. L'hérédité que nous avions affirmée avant les expériences, a été démontrée par MM. Landouzy et Hipp. Martin, qui ont inoculé des débris de foie ou de poumon pris sur des fœtus en apparence parfaitement sains d'animaux tuberculeux et ont provoqué chez des animaux sains des tuberculoses généralisées.

Quant à l'invasion du bacille, elle peut avoir lieu : par l'appareil respiratoire. Les poussières des crachats disséminent dans l'air le bacille ou ses spores, que la respiration peut porter directement aux poumons. Des chiens enfermés dans des cages où l'on faisait arriver par un pulvérisateur de la poussière de crachats de phtisiques ont été rendus tuberculeux par Toppeiner, bien que le chien soit un des animaux les plus réfractaires à la tuberculose.

2° Le ferment tuberculeux peut s'introduire par le tube digestif. L'autopsie a souvent révélé des lésions tuberculeuses siégeant principalement dans les voies digestives ; de plus,les phtisiques sont souvent sujets à des diarrhées rebelles, faits qui ne s'expliquent guère que si l'on admet la possibilité de ce mode d'invasion, qui peut avoir lieu soit par l'ingestion de viscères d'animaux tuberculeux, soit par l'auto-infection des crachats, avalés au lieu d'être expectorés.

3° M. Verneuil admet encore une troisième voie d'invasion du bacille, celle des organes génitaux. Il a signalé 35 orchites tuberculeuses survenues à la suite de rapports avec des femmes affectées d'ulcérations tuberculeuses du col de l'utérus.

La conclusion naturelle de ces constatations, c'est qu'il faut, pour résister à la phtisie, soit empêcher le microbe de se développer dans l'organisme, soit l'y détruire sans léser les tissus s'il s'y est déjà développé.

Les moyens prophylactiques sont ceux que nous indiquons dans notre Manuel. L'article insiste surtout sur les dangers de l'affaiblissement et de l'anorexie. On combattra ces deux symptômes par le gavage fait au moyen de la sonde œsophagienne, et les injections de peptone, de 8 à 10 cuillerées par jour. Si les vomissements s'opposent à l'assimilation de la peptone ainsi administrée, il faut recourir à la voie intestinale : 2 cuillerées de peptone dans un verre d'eau tiède, avec trois gouttes de laudanum et 0,50 cent. de bicarbonate de soude à injecter 2 fois dans les 24 heures, après lavage à l'eau simple du gros intestin.

Le traitement de la phtisie galopante et de la phtisie chronique ne contient aucune indication qui ne se trouve dans notre Manuel. L'auteur de cette étude fait justement remarquer en la terminant que le traitement antiseptique, le seul fondé en raison, est aussi le seul qui ait donné des résultats positifs et appréciables. Des chaires officielles, il n'est pas parti une seule indication qui puisse nous permettre de sauver un phtisique, ni même d'améliorer son état. Entre le néant et l'être, il n'y a pas d'hésitation possible. La médecine libre forcera la médecine officielle elle-même à renoncer à une science aussi hypocrite qu'insignifiante.

Recherche du bacille. — La valeur de cette recherche pour le diagnostic des affections tuberculeuses est établie dans une suite d'articles de M. Thiéry, extraits du *Progrès médical* et reproduites dans les nos 30 (1886), 32 (1887), et 33 (1888).

L'auteur insiste sur la nécessité des études microscopiques. Le microscope doit servir au médecin soit à confirmer, soit à corriger le diagnostic dans les affections tuberculeuses. On a publié de nombreuses observations où le microscope seul a fait le diagnostic ; mais il n'est pas moins intéressant de faire connaître ceux où l'examen bactériologique a redressé le diagnostic clinique et ceux surtout où le désaccord entre l'auscultation et le microscope a été tranché par l'autopsie.

L'absence du bacille dans les sécrétions et les crachats est un signe de la plus grande importance.

Les examens faits par l'auteur dans des cas douteux, où l'auscultation était en défaut, sont au nombre de 120 environ. Il s'est servi de la méthode d'Ehrlich, qui permet de constater en 20 minutes la présence ou l'absence des bacilles. Il recommande : 1° d'opérer toujours par comparaison avec des crachats reconnus tuberculeux dans des examens antérieurs ; 2° de se servir toujours de réactifs récemment préparés; 3° de répéter l'examen 2, 3 fois ou plus, lorsque le premier résultat est négatif.

Procédés de recherche. — La méthode d'Ehrlich est lente ou rapide. La méthode lente est la plus sûre parce qu'elle a l'avantage de colorer un plus grand nombre de bacilles dans la même préparation.

Solution 1. Solution de rouge magenta dans de l'alcool à 90° à saturation. Cette préparation peut se conserver assez longtemps.

Solution 2. Solution d'huile d'aniline bien pure dans de l'eau distillée, également à saturation et préparée au moment de l'usage.

Le bain colorant se prépare avec solution 1, une partie ; solution 2, trois parties, mélange à faire au moment de l'usage.

Les crachats desséchés sur les lamelles, on les laisse soit 24 heures dans la solution colorante, soit un quart d'heure, cette solution étant chauffée jusqu'au dégagement des vapeurs. — On lave à l'eau ; on décolore dans l'acide nitrique au tiers ; on enlève l'excès d'acide par lavage à l'eau, on sèche à une température douce et on monte la préparation sèche dans du baume sec fondu sur la lame, sans alcool ni essence de girolle pour le déshydrater. Si l'on veut avoir double coloration, on colore le fond par le bleu de méthylène à l'eau, immédiatement après la décoloration par l'acide nitrique au tiers.

Les examens étant faits sur les lamelles témoins et sur les autres, s'ils sont toujours *positifs* pour les premières et *négatifs* pour les secondes, on peut conclure que le malade *n'est pas* tuberculeux. S'ils étaient négatifs pour les deux séries, les réactifs ou le manuel opératoire auraient été défectueux, et il y aurait lieu de recommencer l'examen.

Le procédé Lecerf, n° 33 (1888), donne le moyen de corriger l'erreur possible du procédé d'Ehrlich, dans lequel la couleur d'aniline, violette ou rouge, précipitée par l'acide nitrique sous forme de granulations rondes, peut être prise pour des zooglées de spores.

Ce précipité se dissout par l'éther nitrique en opérant ainsi qu'il suit : écraser entre deux lamelles une partie des matières à examiner, essuyer ce qui déborde, séparer les lamelles par glissement et les sécher à l'étuve entre deux verres de montre. Mêler une partie de la sol. de 2,50 gr. de violet de méthylène BB de Poirier, dans 100 d'eau alcoolisée avec alcool à 90° au dixième, à 2 parties d'eau saturée à chaud d'huile d'aniline filtrée, additionnée de 10 p. cent d'alcool à 90°, et filtrée à nouveau. Filtrer le mélange et y faire surnager les lamelles, le côté maculé en contact avec le liquide. Après un quart d'heure, laver à l'eau les lamelles, les passer dans de l'acide nitrique en solut. alcoolique au tiers. Toute trace de bleu apparente ayant disparu, laver à l'eau et, sans sécher, verser 1 goutte de sol. d'éosine 2,50 gr. p. 100 d'eau alcoolisée au 10°, et laver à nouveau avec eau distillée. Sécher et monter sur baume du Canada fondu sur la glace porte-objet. Le bacille se détache en bleu sur fond rose.

N. B. — V. dans le livre de Cornil et Babès : *Les Bactéries et leur rôle*, 3e éd. Paris, Alcan, 1890, le procédé de Czaplewski pour colorer le bacille en quelques minutes.

Le Dr Gueit a indiqué (*Arch. de la méd. navale*, n° 9, 1889) un procédé de recherche par l'ammonia que. Il prend avec un ciseau 1/2 centim. cube environ de la masse filante du crachat qu'il mêle à l'ammoniaque officinale dans un verre de montre. Les parties puriformes se fondent en une masse glutineuse adhérente au verre et il ne reste que des stries blanchâtres. Sur la masse amorphe, il prélève les prises à examiner, les étend rapidement à l'aide d'un fil de platine sur une lamelle chauffée à 60 ou 70 degrés. Le liquide s'évapore instantanément, et les bacilles se trouvent fixés sans contraction. Il colore par la méthode Fraenkel et trouve le bacille isolé à côté de noyaux colorés en bleu, et non renfermé dans les grandes cellules. Le même procédé peut servir pour les crachats desséchés.

Observations. — 1° R., d'origine russe, 36 ans. A son entrée à la salle Marjolin, le malade est maigre, épuisé ; respiration haletante, douleurs thoraciques vives, poitrine remplie de râles. Diagnostic : tuberculose aiguë ? Deux examens *négatifs* des crachats; amaigrissement rapide, dyspnée extrême, crachats muco-purulents, fièvre, et enfin œdème des membres inférieurs et orthopnée constante ; poitrine remplie de craquements et de râles. Le diagnostic conclut à la tuberculose malgré l'absence de bacilles. 3 nouveaux examens en 6 jours, *tous négatifs*. Le dernier manifeste des microbes arrondis, les uns en 8, d'autres isolés. Le malade meurt. L'autopsie révèle : lésions tuberculeuses *nulles*, congestion pulmonaire, péricardite intense portant sur le feuillet viscéral et avec épanchement moyen. Entre le péricarde et le sternum, nappe de pus phlegmoneuse contenant les microcoques trouvés dans les crachats. En somme, c'est un phlegmon du tissu cellulaire rétro-sternal développé au cours d'une péricardite.

2° Même salle, D., 43 ans, teint cachectique ; râles et craquements, ventre douloureux. Diagnostic : tuberculose ou cancer. Deux examens *négatifs* des crachats. Autopsie : noyaux cancéreux disséminés dans le foie ; péricardite à épanchement, double pleurésie abondante.

La recherche du bacille dans les cas de tuberculose locale est moins probante.

Dissémination du bacille. — Le n° 33 (1888) rend compte, d'après le *Courrier médical*, de recherches faites par MM. Spillmann et Haushalter sur la dissémination du bacille de Koch par les mouches. Ayant recueilli plusieurs mouches qui s'étaient repues dans un crachoir de tuberculeux, ils les ont placées vivantes sous une cloche de verre. Le lendemain plusieurs étaient mortes. Leur abdomen et leurs excréments contenaient une grande quantité de bacilles. De même d'autres excréments raclés sur les fenêtres ou sur les murs d'une salle d'hôpital.

Contagion de la tuberculose. — N° 31 (1886). Extrait

d'un compte rendu, d'après la *Semaine médicale*, du 15e congrès de la Société allemande de chirurgie tenu à Berlin en avril 1886.

1° Observation du Dr Wahl.— Tuberculose des glandes axillaires à la suite de l'amputation l'avant-bras, attribuée à ce fait que l'opéré, avant l'occlusion de la plaie opératoire, été soigné à sa sortie de l'hôpital par une jeune fille affectée de lupus tuberculeux.

2° Observation de Tscherning(Copenhague).— Tuberculose des glandes cubitales et axillaires développée à la suite de l'infection d'une simple coupure par les crachats d'un phtisique.

3° Enfant de 3 ans sans hérédité, en bonne santé sauf un eczéma à l'aine, atteint de coxalgie tuberculeuse après avoir couché dans le lit d'une fille phtisique.

4° Observation du Dr Koenig. -- Un médecin, abusant des injections de cocaïne et de morphine, est atteint de phlegmons. Pour les inciser, on le narcotise ; il meurt pendant la narcose, et l'autopsie démontre, outre la dégénérescence du cœur, une tuberculose localisée aux parois de l'abdomen. L'infection tuberculeuse provenait sans doute de ce que le médecin avait fait, avec la seringue dont il se servait pour lui-même, des injections de morphine à un phtisique arrivé à une période avancée de la maladie.

N. B. — A supposer que ces faits paraissent être sujets à controverse, ils démontrent au moins que les crachats, comme l'a dit l'Académie de médecine à la suite d'une longue et vaine discussion sur la prophylaxie de la tuberculose, sont le principal véhicule de la tuberculose. Il peut y avoir d'autres voies d'infection des surfaces ouvertes et très probablement des muqueuses.

*

Prophylaxie de la tuberculose. — Nos 36 (1889) et 39 (1890). Avortement de la discussion de l'Académie de médecine sur la prophylaxie de la tuberculose.

V. Manuel 1890, l'extrait du rapport de Villemain, adopté par nous, bien que rejeté par l'Académie.

Le n° 38 (1890) reproduit les conclusions d'un congrès international d'hygiène relatives à la prophylaxie de la tuberculose dans les stations méridionales. Le Dr Almeras réclame : 1° l'établissement d'étuves à désinfection ; 2° la désinfection des hardes des malades et des locaux où ils ont séjourné, surtout de ceux où ils sont morts ; 3° l'assainissement avant l'été des logements habités l'hiver par des tuberculeux ; 4° la délivrance aux hôteliers de certificats constatant l'accomplissement de cette mesure sanitaire.

Nous avons fait remarquer qu'on ne doit pas compter sur les administrations publiques pour assurer ces précautions. C'est aux médecins eux-mêmes à prévenir leurs malades, et aux malades ou à leurs familles de montrer à cet endroit les exigences les plus rigoureuses.

Traitement de la phtisie. — V. Manuel 1890, au mot. L'ensemble de ce traitement est indiqué dans une lettre adressée sur sa demande à un de nos confrères et imprimée au n° 34 (1888).

Observations. — 1° N° 20 (1879). Malade déclaré incurable par les médecins de l'hospice de l'Enfant-Jésus. 2 mois de séjour ; 7 semaines de convalescence à la Roche-Guyon. Rechute au retour à Paris, nouveau séjour de 9 semaines à l'hôpital ; 3 mois d'hospice des convalescents. Seconde rechute au bout de deux mois. Le malade depuis traîne sa vie d'hôpital en hôpital, souffrant, toussant et crachant une matière qui, dit-il même, *ressemble beaucoup à de l'humeur.*

Au 18 septembre 1877, traitement *phéniqué* : injections, boissons, sang chaud. En novembre le malade se considère comme guéri. Injections supprimées.

2° N° 26 (1883). Lettre du Dr de Caillol (Etats Unis), annonçant la guérison de plusieurs phtisiques dont l'un, regardé comme désespéré par plusieurs confrères, au bout de deux mois de traitement phéniqué, mange régulièrement et commence à reprendre son embonpoint.

Ce même confrère nous demande, à propos de quelques rares insuccès, comment il se peut faire que dans la phtisie quelques malades soient réfractaires à tous les traitements, même à l'acide phénique qui procure chez la plupart des améliorations si promptes; ainsi une femme de 38 ans, arrivée à la dernière période de la phtisie, et qui en 10 jours a été délivrée de la fièvre hectique, des sueurs nocturnes et en grande partie de la toux et des expectorations, bien qu'elle s'obstine à vivre de café, de thé et de légumes au vinaigre.

Nous n'avons pas de réponse à cette question, bien que nous ayons eu plusieurs occasions d'observer cette différence.

3° Mme G. M. New-York. Phtisie aiguë; râle sous-crépitant généralisé, craquement sous-claviculaire droit, hémoptysies peu abondantes mais très fréquentes, toux incessante surtout la nuit; 39,5 le matin, 40,2 le soir; antécédents, mère morte phtisique à vingt-cinq ans. Au bout de six mois la malade nous accompagnait au bateau qui devait nous ramener en France, et depuis des lettres de son mari nous ont confirmé ce qu'il appelle « sa résurrection ».

Lettre de M. G. M. 10 août 1883 :

« Ma femme est une preuve vivante des résultats qu'on

peut obtenir en appliquant les remèdes antiseptiques. Depuis longtemps elle ne boit plus de sang, dont elle s'est dégoûtée par les grandes chaleurs. Elle prend assez régulièrement du phénate d'ammoniaque et de temps en temps des injections d'iodo-phénique. Elle ne tousse pour ainsi dire jamais et ne crache ni sang ni matière. Elle a de l'appétit, dort bien et est réglée. Les transpirations nocturnes ont absolument disparu. »

4° N° 27 (1884). Tuberculose aiguë avec pneumonie consécutive. Odeur gangréneuse dans la chambre de la malade, condamnée par plusieurs médecins; crachats mamelonnés comme ceux des phtisiques, de couleur brun rougeâtre, chargés de débris de sphacèle; teint plombé, facies anxieux. — Inj. hyp. *iodo-ph.*, sirop d'*ac. ph.* en tisane, lavement au *glyco-ph.* Puis sirop *iodo-ph.*, 2 cuill. par 24 heures, inj. hyp. *iodo-ph.* alternées avec celles d'*ac.-ph.*, limonade sulfurique.

Au 8e jour plus d'odeur gangréneuse ni de sphacèle dans les crachats; un peu de sang rouge plusieurs fois par jour: 0,50 centigr. de *seigle ergoté* ajouté au sirop d'*ac. ph.* L'état ataxique diminue; la malade se nourrit un peu Au bout d'un mois, plus de crachats teintés, plus de fièvre hectique ni de sueurs nocturnes, retour de l'appétit et des forces. Cure de *sulfo-ph.* Traitement établi au 3e mois : huile de foie de morue *phén.*, sirop d'*ac. ph.*, 2 cuill. par jour, mouche de Milan tous les 15 jours; tous les 4 jours, inj. hyp. *iodo ph.* et *ac.ph.*, alternés. Sang tous les 2 jours. La malade n'a plus de toux, même le matin, et marche sans suffocation.

5° N° 29 (1885). Malade de 17 ans, sans antécédents héréditaires, présentée en 1878. 2 attaques de pneumonie; à la suite, amaigrissement, fièvre vespérale, sueurs nocturnes, faiblesse musculaire, points pleurétiques, toux incessante, petits crachats nummulaires gris. Craquements aux deux sommets, râles sous-crépitants à la fosse sus-épineuse à gauche.

Traitement phéniqué de la tuberculose. Amélioration prompte, disparition de la fièvre, des sueurs nocturnes et de la faiblesse; les troubles respiratoires persistent environ une année malgré les apparences de santé. Traitement continué plusieurs hivers dans le Midi. En 1883 la malade s'est mariée et continue à jouir d'une santé parfaite.

6° N° 30 (1886). Mme D., 58 ans. Crachements de sang; puis crachats noirâtres et d'odeur repoussante; amaigrissement, fièvre vespérale, sueurs nocturnes. Râles crépitants et sous-crépitants au poumon droit, souffle caverneux à gauche. — Inhalations *ph.*, inj. hyp. *iodo-ph.*, sirop d'*ac. ph.* et de *phén. amm.* En 5 semaines rémission des symptômes, traitement moins énergique. En trois mois, plus de fièvre vespérale ni de sueurs nocturnes, les râles disparaissent: expiration soufflante et obscure au sommet gauche. Mme D. est restée faible, mais sans autre atteinte tuberculeuse.

7° B., 10 ans, chétif de naissance; à 4 ans, pneumonie grave; maigre, muscles un peu atrophiés, parésie de la jambe droite. Depuis 5 mois, toux, crachats nummulaires gris noirâtres. A droite au sommet râles muqueux; de même à gauche, plus un léger souffle à l'expiration. Sueurs nocturnes, fièvre vespérale. Inappétence. Traitement phéniqué de la tuberculose. Amélioration au bout de quelques jours, très sensible en 3 semaines. Faiblesse moindre. Le malade est toujours en surveillance; la phtisie aiguë a été enrayée.

8° Mme M. X., 40 ans, anémiée. Amaigrissement, lassitude, insomnies, faiblesse. Médication fortifiante. La malade envoyée à la campagne est placée par une de ses parentes dans une maison de santé où l'on soignait des phtisiques. Au bout d'une semaine, elle est prise de sueurs nocturnes; toux et expectoration. Retour à Paris. L'anémie est plus grande; râles muqueux, crachats jaunâtres, fièvre continue. 4 examens successifs font voir le bacille de Koch dans les crachats. Traitement phéniqué. Amélioration en 8 jours. Peu à peu les signes de l'auscultation redeviennent normaux. Plus de bacilles dans les crachats. Convalescence après deux mois de traitement constant.

9° N° 31 (1886). Enfant de 12 ans, maladif et faible, sujet à des diarrhées et à des fièvres nocturnes avec transpiration; bronchites fréquentes, toux, hémoptysies. Au premier examen, râles muqueux au sommet gauche à droite, craquements humides et souffle caverneux à l'expiration. Bacilles nombreux dans les crachats. Traitement phéniqué de la tuberculose, lavement phéniqué après chaque selle. — Amélioration rapide de la santé générale.

Nous publierons plus loin *in extenso* cette guérison, aujourd'hui complète.

La relation de ces observations est suivie des considérations d'où il ressort que :

1° Chez l'enfant tuberculeux, se trouverait-on en présence d'un cas en apparence désespéré, il ne faut pas hésiter à employer le traitement antiseptique et se garder d'affirmer un pronostic défavorable;

2° Chez l'adulte, au contraire, il faut être très réservé. L'état de déchéance organique doit être le principal guide.

10° 4 observations du Dr Filleau, qui a fait à la Société de médecine pratique de Paris une communication relative au traitement phéniqué de la tuberculose.

En nous estimant heureux de voir, au bout de 20 ans, préconiser notre méthode, nous regrettons qu'en mentionnant les injections hypodermiques d'acide phénique, le Dr Filleau n'ait pas parlé de celles d'iodo-phénique, d'action spéciale, et indispensables dans le traitement de la phtisie.

A. Mlle X., 20 ans. Début du traitement : février 1882, 2 hémoptysies antérieures ; aménorrhée depuis 3 mois ; inappétence, amaigrissement, sueurs, toux, expectoration, oppression, fièvres vespérales. Matité aux 2 sommets ; en arrière, souffle caverneux, râles humides à gauche. Antécédents ; mère et 4 sœurs mortes phtisiques. Traitement classique sans résultat pendant 3 mois. A partir de ce moment, inj. hyp. *phéniquées*, tous les 2 jours d'abord, puis tous les 3 jours et toutes les semaines pendant 16 mois. Aujourd'hui (1885) état général et local satisfaisants ; embonpoint ; la malade supporte les intempéries et se livre à un travail relativement pénible.

Elle a été présentée à l'hôpital Cochin, service de M. Dujardin-Beaumetz.

11° B. Mme X. 25 ans (août 1883). A eu 2 enfants ; lymphatique, cicatrices d'impetigo infantile. A la suite d'une hémoptysie abondante, râles humides en avant à droite ; râles caverneux à la région sous-articulaire ; sueurs nocturnes, oppression, toux, règles diminuées, amaigrissement. Traitement phéniqué. Aujourd'hui (1885) la malade a engraissé de 30 livres. Le souffle caverneux persistant, mais sans toux ni crachats, une inj. hyp. d'*ac. ph.* par semaine.

Présentée à Cochin, service de M. Dujardin-Beaumetz, et à Bichat, service de M. Huchard.

12° C. M. X., mécanicien, 23 ans, réformé du service militaire. Phtisie laryngée. Râles humides dans toute l'étendue des deux poumons, râles caverneux avec souffle dans la fosse sous-épineuse droite. Amaigrissement; hémoptysies abondantes antérieures. En traitement depuis novembre 1883. A engraissé de 5 livres dans les 3 premiers mois. Toux à peu près disparue, plus d'oppression, peut faire de longues marches; les râles humides ont fait place à des frottements pleuraux. La voix reste altérée. Le malade tolère mal le traitement phéniqué, qu'il faut souvent suspendre.

Présenté à l'hôpital Cochin.

13° D. M. X., 30 ans. Alcoolique, syphilitique. Père mort phtisique. En janvier 1887, râles humides au sommet gauche; à droite, respiration rude, expiration prolongée. Sueurs, expectoration, inappétence, diarrhée, amaigrissement, fièvre hectique. Au bout de 20 jours de traitement *phéniqué*, inj. hyp. et 2 cuil. de glycérine *phéniquée* par jour, la fièvre cesse, la diarrhée disparaît, l'appétit revient. En novembre, poids augmenté de 7 livres, expectoration insignifiante, souffle disparu à droite, râles humides du sommet gauche circonscrits à l'étendue d'une pièce de 5 francs. Le malade a repris son métier de forgeron.

Ces observations sont suivies de quelques considérations sur l'efficacité du traitement phéniqué, la tolérance de l'acide phénique, seul antiseptique qui puisse être administré assez longtemps pour agir sur le parasite de la tuberculose, enfin sur l'innocuité absolue des injections hypodermiques phéniquées quand le médicament est pur. Le Dr Filleau conclut en ces termes : « Les phtisiques ne seront plus désormais abandonnés et l'on emploiera pour leur défense autre chose qu'une thérapeutique de résignation. »

14° Observation du Dr Filleau. — Cette observation

nous avait été communiquée par son auteur, avant qu'il fit part de ses travaux à la Société de médecine pratique, dans une lettre qui nous attribue l'honneur de cette guérison, à titre de *promoteur de la méthode antiseptique*.

Mlle P., 20 ans. Mère, frère et sœurs morts phtisiques; père goutteux, alcoolique. 1er mois, inj. hyp. quotidiennes, sirop de *phén. amm.* le soir. — 2e mois, inj. hebdomadaires, même traitement. — 3e mois, id. — 4e mois, recrudescence. Injections tous les deux jours.— 5e mois, inj. hebdomadaires. — 6e mois, 1 inj. par quinzaine. Continuation du sirop d'*ac. ph.* en habitude. Etat actuel excellent, embonpoint.

15° N° 33 (1888). Observations du Dr Malgat. — M. X., 48 ans, constitution solide. Douleurs gastralgiques, nervosisme que le malade calme au moyen de l'éther. Affection d'estomac en 1886. En octobre, amaigrissement, fièvre vespérale, sueurs nocturnes, toux sèche et fréquente. Commencement de la tuberculose pulmonaire activée par une rougeole contractée en décembre. Le malade s'était habitué aux inhalations d'éther et en absorbait à certains jours jusqu'à 2 litres et demi. — Traitement *phéniqué* institué en décembre, suivi régulièrement pendant 1 mois, puis avec des intermittences. Bien que le malade n'ait pas renoncé à l'éther, l'appétit et l'embonpoint sont revenus; presque plus de toux, plus de sueurs ni d'hémoptysies. A la dernière auscultation (février 1887), respiration normale, les craquements des sommets ont entièrement disparu. Guérison parfaite.

16° M. X., 42 ans, grand, maigre, pâle. A la suite d'une bronchite, la voix s'est voilée ; toux et aphonie à peu près complètes. Amaigrissement, sueurs nocturnes, inappétence, crachats purulents; pas d'hémoptysie. Arrière-gorge rouge ; sur la muqueuse pharyngienne et les cordes vocales, granulations jaunâtres ; râles muqueux dans les deux poumons, accumulation de râles crépitants humides au sommet droit.—Traitement *phéniqué* de la tuberculose institué en février. Retour progressif des forces, de l'appétit ; la toux et les sueurs nocturnes disparaissent. Au 4 avril, poids augmenté de 2 kilog. Au 24, plus de râles muqueux, craquements rares au sommet droit, gorge améliorée, voix assez claire : poids augmenté de 3 kilog. — Le malade part pour son pays.

17° N° 34. A propos de la question de priorité dans l'application des injections hypodermiques d'acide phénique au traitement de la phtisie, réimpression d'une observation imprimée en 1874 au *Traité de l'acide phénique*, p. 1055 ; phtisie galopante guérie en 3 mois.

M. X. En 1869, à l'âge de 24 ans, a un commencement de typhoïde; 6 mois après, fatigue du larynx, enrouement, extinction de voix.

En mars 1870, gros rhume, rétablissement imparfait.

En mars 1872, frissons intenses, douleurs au larynx, enrouement, douleurs dans tous les membres, perte de l'appétit et du sommeil. Traitements du Dr W. à la magnésie, rhubarbe, quassia, sirop de mûres, sulfate de quinine. Le mal empire, diarrhée fétide ; toux fréquente, hémoptysies légères, affaiblissement, exténuation, découragement

Le 8 avril, à 5 heures du matin, fièvre, frisson intense, délire, voix éteinte ; second accès à 10 heures; troisième à 5 heures, avec céphalalgie intense et constante. Le Dr F. avait prescrit : vésicatoire, pommade épispastique, dragées *Jecoris* oléo-calcaires, vin à la coca. Nul soulagement.

Nouveaux accès le 9 et le 10.

Quand je fus appelé le 10 au soir, le malade sortait à peine d'un délire intense qui avait suivi le dernier frisson.

4 inj. hyp. d'*ac. ph.*, la 4e contenant 15 gouttes de sol. au 10e de *sel de Grégori* dans 85 gouttes de sol. *phéniquée*. — Nuit excellente ; sommeil de plusieurs heures, presque pas de toux ni d'expectoration ; le malade est gai et demande à manger.

2 inj. hyp. d'*ac. ph.*; inhalations phéniquées; sirop d'*ac. ph.* 8 cuill. le 1er jour, 6 le second et jours suivants; chaque jour pendant une semaine, 1 inj. hyp. d'*ac. ph.* Ce traitement fut suivi avec persévérance.

Aucun accès de fièvre depuis la première injection; pas de sang dans les crachats. L'expectoration et la toux diminuent par degrés; l'appétit et les forces reviennent; les douleurs laryngées disparaissent. Au bout de 3 mois le malade avait repris toutes ses occupations. Guérison maintenue; usage du sirop phéniqué continué par précaution.

18) N° 36 (1889) Observation rédigée par le malade. Vomissement de sang en 1883; à la suite, faiblesse extrême, facilité à s'enrhumer, hémoptysies très fréquentes. En 1884, pleurésie; en 1885, bronchite ; depuis, rhumes nombreux et crachements de sang tous les mois. En avril 1886, hémoptysies plus fréquentes, toux, expectoration, oppression, sueurs nocturnes. En octobre 1887, traitement *phéniqué*. En novembre, diminution de la toux, des expectorations, de l'irritation des bronches et de la poitrine ; moins de sueurs; hémoptysie du 10 au 14 novembre, ergotine en décembre, toux et expectorations du matin stationnaires, mais les bronches sont

très libres, plus de toux dans la journée, sueurs nocturnes disparues. Hémoptysie du 11 au 13 décembre, ergotine. — En janvier, amélioration générale très sensible, toux du matin et du soir très diminuée. Au 10 janvier, rhume violent, toux et crachats abondants. Le 19, hémoptysie à peine sensible, attribuée par le malade aux efforts de la toux et cessant le jour même. Le rhume disparait en 20 jours, au lieu de durer comme jadis jusqu'à 1 mois et demi. L'amélioration se fait de nouveau sentir et fait de très grands progrès. Plus d'oppression ni d'irritation, respiration parfaitement libre, nuits excellentes, sans toux ni sueurs; à peine un peu de toux au réveil et au coucher. Plus d'hémoptysie, poids augmenté de 2 kilog. 500.

19° N° 37 (1889). L. G , en traitement depuis 1883. A l'âge de 6 ans (1877), fièvre muqueuse et série de bronchites, hémoptysies annuelles au mois d'avril. Au premier examen, caverne énorme du côté gauche, fièvre hectique. Traitement *phéniqué* appliqué par notre confrère le Dr V. La fièvre vespérale et les sueurs disparaissent en un mois. Le malade, depuis ce moment, a été tenu sous l'influence *constante* de l'acide phénique. En 1887, le Dr L. nous écrivait : « Quand le jeune homme est arrivé à M., le sommet du poumon gauche était encore bien malade. Les râles humides existaient et existent encore un peu dans les fosses sus et sous-épineuses, mais les 3 dernières injections que j'ai faites exclusivement dans ces régions ont beaucoup amélioré l'état. » — En 1888, le même Dr L. nous écrivait : « J'ai ausculté le jeune malade et j'ai constaté sa guérison à peu près complète. J'ai fait encore 4 injections au niveau de l'épine de l'omoplate gauche. C'est un résultat magnifique, etc. »

En 1889, le malade avait reçu près de 450 injections d'*acide-phén.* ou d'*iodo-ph.* Les hémoptysies annuelles avaient disparu complètement.

En 1890, le jeune homme, qui a pu continuer sans interruption ses études dans un lycée de Paris et y remporter de nombreux succès, nous écrit qu'il peut faire sans souffrance ni fatigue jusqu'à 32 kilomètres à pied dans sa journée.

Dans l'hiver de 1890-91, à la suite d'une bronchite, ce jeune homme a eu deux hémoptysies, la première insignifiante, la seconde plus sérieuse. Il a repris son traitement. Il a dépassé aujourd'hui 1040 piqûres d'acide phénique ou d'iodo-phénique. C'est la meilleure réponse à faire à ceux qui attribuent à l'acide phénique en général des dangers qui ne proviennent que de la mauvaise administration ou de l'usage de médicaments impurs, comme il s'en rencontre malheureusement souvent dans le commerce. (V. MANUEL, *Form.*, *acide phénique.*)

TUBERCULOSE DES OS.

1° *Observations.* — N° 27 (1884). A. L. L. forgeron. En 1875, grosseur au cou-de-pied droit, très douloureuse ; ni repos ni sommeil. Peu de temps après, la jambe gauche se prend. Abcès, suppuration et cicatrisation au pied gauche. Bientôt douleurs extrêmes au pied droit, délire ; abcès multiples à la jambe droite, où les cataplasmes déterminent un érysipèle. Premier abcès ouvert à la cheville interne, avec issue de parcelles d'os. 12 ou 15 abcès sur la face externe du tibia, avec élimination de parcelles osseuses ; vaste abcès au mollet. Vers Noël 1875, un médecin propose l'amputation, refusée par le malade et la famille. En 1877, le malade nous est présenté et nous instituons le traitement phéniqué de la tuberculose, général et local. Le malade pratique lui-même les inj. hyp. Au bout de douze jours, il peut marcher sans douleur et aller à l'abattoir. Nombreux fragments d'os sortis par les ouvertures de la jambe et du pied. Au 4e mois, le malade peut reprendre son travail, bien qu'il subsiste près de la cheville 2 ou 3 points qui s'ouvrent et se ferment. Le traitement ayant été interrompu, douleurs vives au genou en 1883; les inj. hyp., la font cesser. Le malade devra injecter de l'eau glycophéniquée dans les trous restés ouverts, et extraire, comme il l'a fait, les débris osseux qui se présenteront.

Il est remarquable qu'une centaine de fragments d'os puissent être éliminés sans opération et que ce tibia se régénère malgré la fatigue et la position verticale de la jambe, le malade travaillant tout le jour à son métier de forgeron.

2° M. D., 22 ans, fille d'un père ayant eu des abcès multiples au genou. A 14 ans, coxalgie à gauche, abcès et déboitement. Mariée à 18 ans en 1878, 6 mois après son mariage, douleurs intenses dans la jambe droite, le genou et le pied. Membre dur, volumineux, rouge, mamelonné en divers points; abcès au creux poplité, encore ouvert en 1882; suppuration abondante, tissus adhérents, dépérissement, insomnie depuis 6 mois. — Traitement phéniqué de la tuberculose, général et local: sirops *phéniqués*, injections d'eau *glyco-phén.* dans les ouvertures de l'abcès, vitelline *phén.* en pansement, inj. hypod. *iodo-ph.* Les douleurs cessent et le sommeil revient au 3e jour. Peu à peu les forces et l'appétit reprennent, l'enflure diminue, la plaie donne issue à des fragments osseux et se ferme en 1883. Guérison radicale.

ABCÈS FROIDS TUBERCULEUX. — V. ABCÈS.

LUPUS TUBERCULEUX. — V. LUPUS.

Tumeur blanche.

N° 13 (1877). Tumeur blanche du pied très ancienne et fort avancée, pour laquelle on ne proposait plus que l'amputation. Inj. hyp. *iodo-ph.*, sirops *sulfo* et *iodo-ph.* alternés. En 3 mois l'amélioration est telle qu'on peut espérer la guérison radicale.

Au moment où nous écrivons ce livre, le monde médical et la presse quotidienne se préoccupent de la découverte du remède de la tuberculose faite par Dr Koch, le même qui en 1882 a découvert le bacille de cette maladie, grâce à l'idée qu'il a eue de le colorer sur ses plaques d'étude, le même encore qui a découvert le microbe du choléra que d'autres avaient poursuivi sans l'atteindre, et dont la recherche a infructueusement coûté la vie au regretté Thuillier, membre de la commission envoyée en Egypte pour y étudier l'épidémie cholérique.

L'importance de ces premières découvertes peut expliquer d'une part l'enthousiasme primesautier, de l'autre les réserves, les négations et le parti pris de dénigrement qui ont accueilli la dernière. Les malades ont cru à la guérison infaillible et miraculeuse, ce qui est plus naturel que prudent. Parmi les médecins, les uns de bonne foi et sans idée préconçue, se sont mis à observer et à expérimenter le nouveau remède autant que le leur permettait la difficulté de le voir appliquer par l'inventeur ou de se le procurer. D'autres ont agréablement plaisanté et, comme il arrive souvent quand on se met en chasse d'esprit, ils ont tiré, mais n'ont pas tué. D'autres enfin ont nié, commettant la faute de considérer comme décisives les expériences défavorables et comme douteux ou nuls les résultats heureux. Les sages, en petit nombre, ont demandé du temps, activé leurs études et suspendu leur jugement.

Mais, parmi les uns et les autres, il en est peu qui ne soient au moins disposés à faire un reproche au Dr Koch du secret qu'il garde sur la formule et la préparation de la lymphe vaccinale, car sa communication ne les fait pas connaître. Sur ce point, nous ne saurions dire assez haut combien nous trouvons excessives les exigences de ceux qui veulent forcer la main à l'inventeur, et combien fondée en droit et en raison la conduite du Dr Koch. Nous répéterons à propos de lui ce que nous avons dit à l'occasion du Dr Ferrán, qu'on a chez nous accusé de mercantilisme, de charlatanisme et d'autres choses encore, parce qu'une commission dont le seul devoir était de s'enquérir des résultats d'une pratique nouvelle, a prétendu faire *passer une colle* à celui qui l'avait inaugurée, a été éconduite et a soulagé sa bile dans un rapport qui fait peu d'honneur à ceux qui l'ont signé.

Tout d'abord, ceux qui trouvent quelque chose d'utile, ont le droit strict et respectable de profiter de leurs découvertes, c'est-à-dire de vivre de leur travail, et, s'il y a lieu, d'en tirer une fortune. Ce droit est commun à tous les inventeurs, et nous ne voyons pas pourquoi l'on refuserait aux médecins ce qu'on accorde aux fabricants de machines à coudre. En second lieu, ils ont le devoir de préserver leur trouvaille des altérations, falsifications, contrefaçons et autres perfectionnements de l'effet desquels ils ont mille fois raison de ne pas vouloir être responsables, ce qui ne leur serait point épargné. Chacun a non seulement le droit, mais le devoir de ne répondre que de ses œuvres. C'est un principe que le grand Civiale a enseigné à ses confrères dans une formule qui vaut qu'on la rappelle. Un grand personnage était malade de la vessie, et toutes les tentatives de cathétérisme faites par les princes de la science et de la chirurgie n'avaient abouti qu'à redoubler l'inflammation et les souffrances du patient. A toute extrémité le docte sanhédrin se résigna à faire appeler Civiale. Il vint, sonda le malade, passa le lithotriteur, saisit un calcul gros comme un œuf de pigeon, le broya et retira l'instrument. Comme il avait fini, le Dr N..., émerveillé de la facilité de l'opération qu'il avait trouvée impossible, s'apprêtait à renouveler des manœuvres de cathétérisme. Civiale, de sa grosse main, l'arrêta en lui disant : « Pardon, monsieur et honoré confrère, je ne réponds que de mes propres sottises. »

Nous ne relèverons pas les jugements prématurés et les conclusions aveugles tirées d'observations ou partiales, ou insuffisantes, dont la presse médicale ou quotidienne s'est fait l'écho. Après des expérimentations qui ont trop peu duré pour donner des résultats décisifs, on a, en France, arrêté les études commencées dans divers hôpitaux. Des questions de responsabilité ont été mises en avant. Qu'elles soient le prétexte ou la cause réelle de l'interruption des expériences, c'est ce qu'il serait vain de rechercher et difficile de découvrir. Ces expériences continuent en Allemagne. Les comptes rendus prouvent d'abord que l'expérimentation méthodique n'est pas encore instituée, et qu'on est loin de pouvoir conclure; en second lieu, qu'il y a toujours des effets spéciaux produits par la lymphe, et, par conséquent, qu'il y a dans cette lymphe une véritable puissance spécifique à étudier et à régler. Nous ne saurions assez dire combien cette étude est complexe : dosage du médicament, manifestations locales du mal tuberculeux et en même temps idosyncrasie du malade, enfin manuel opératoire, tels sont les points à élucider, et ce sera l'œuvre des années. Nous avons, à l'article Diphtérie, appelé l'attention sur le dernier. Les travaux du Dr Jaime Ferrán, de Barcelone, travaux féconds et aussi remarquables que mal connus chez nous, ont posé pour la pratique des injections vaccinatoires des principes gros de conséquences et dont il faudra tenir compte dans toutes les vaccinations de ce genre.

En résumé, les dernières communications de l'étranger tournent toutes à l'espérance. Le Dr Bordenhauer a traité depuis six mois 100 cas de tuberculose chirurgicale à Cologne. Il trouve les effets de la lymphe très considérables, surtout quand on l'emploie à la suite des opérations.

M. Ewald, de Kiel, a obtenu de la lymphe des effets curatifs très surprenants et très brillants. Son emploi, après les opérations, hâte puissamment la guérison des tuberculoses locales Les examens anatomiques démontrent une action très efficace.

Le Dr Brieger, de Breslau, a obtenu des cicatrisations parfaites de lupus de la langue, et « dans tous les autres cas des guérisons partielles ou des améliorations telles que la guérison peut être escomptée à l'avance ».

Le Dr Neisser, de Breslau, a vu 40 tuberculeux et constaté des résultats très favorables, améliorations très nettes ou guérisons partielles, surtout pour les lupus. Pour lui, les insuccès prouvent simplement que le traitement a été appliqué trop tard. Les autopsies publiées par Virchow ont été faites sur des sujets fatalement condamnés, et sur lesquels les injections avaient à peine un but thérapeutique. Virchow, d'ailleurs, n'a vu que les cas de mort et ne pouvait formuler un avis au sujet de la guérison possible. Les généralisations qu'il a signalées peuvent n'être que des erreurs d'interprétation. C'est ainsi que dans deux cas de lupus du nez traités par le Dr Rieger on a vu, après la première injection, apparaître des tubercules miliaires sur la luette, que l'on croyait saine. Mais un examen plus attentif montra qu'elle portait des cicatrices, traces de lésions tuberculeuses anciennes incomplètement guéries.

Le Dr Fürbringer conclut de ses expériences qu'il ne faut pas faire d'injections chez les malades atteints de phtisie aiguë ou à la période hectique. Mais sur 40 malades, il a eu 2 guérisons, 15 améliorations extraordinaires (1er et 3e degré), chez 10, peu de modifications. Il a eu 7 morts; chez 4 le traitement avait été suspendu longtemps avant la mort. Chez les 3 autres, il serait, selon lui, peut-être prématuré d'accuser l'action de la lymphe.

On voit que le champ d'études est et reste ouvert. Il est à prévoir que l'expérimentation sera reprise même en France; ajoutons qu'il est à désirer, s'il y a de bons effets à trouver dans la lymphe de Koch, et nous n'en doutons pas, que la France ne soit pas la dernière à les constater.

Ulcérations.

Observations inédites. — Mme X., traitée depuis longtemps pour une ulcération intestinale profonde et avancée, au moyen d'onctions, de trochisques calmants, d'injections d'eau de guimauve et de feuilles de morelle, de pilules de Dioscoride, etc. N'ayant tiré nul bénéfice de ces médications, la malade a commencé au mois de juin 1872 le traitement antiseptique. Diète lactée; lavements à l'eau *glyco-phén.*, inj. hyp. d'*ac. ph.; phén. amm.*, puis sirop d'*ac. ph.* avant chaque repas. Guérison complète.

Vipères (MORSURE DES). — V. TRAITÉ 1874; MANUEL 1890 au mot.

N° 27 (1884). Remède contre la morsure des vipères, exposé in extenso au n° 31 (1886). Ce remède du Dr Devades consiste à prendre les grosses nervures, la feuille, la tige, le collet et la partie juteuse de la racine de *grande bardane*, piler le tout avec très peu d'eau, passer le jus très épais à travers un linge serré. Donner ce suc, 1 cuill. à soupe pour un adulte, 1 cuill. à dessert de 8 à 12 ans, 1 cuill. à café de 3 à 8 ans, de demi-heure en demi-heure jusqu'à transpiration abondante. Compresse imbibée de ce liquide sur la morsure et les parties enflées.

Nous recommandons pour les cas graves les inj. hyp. de *phén. amm.*

TOURS, IMPRIMERIE PAUL BOUSREZ.

PRINCIPAUX OUVRAGES DU Dr DÉCLAT

Un livre utile, Manuel de médecine antiseptique. (Doin, édit.) (L'édition italienne, chez Lapi, citta di Castello, 3 lires) . . . . 3 »

Traité de l'**Acide phénique**, 4e édition, 1 volume de 1,100 pages . . . . 7 »

— des **Maladies de la langue**, des **Tumeurs** et des **Cancers**. 1 gros volume in-8 . . . . 8 »

— des **Maladies de la peau** (Cancroïdes, Dartres, Eczéma, Herpès, etc.), de l'**Asthme, du catarrhe**, etc. Nouvelle méthode de traitement par les antiseptiques. — Formulaire des traitements nouveaux, 3e édition. — A Rome, la traduction italienne se trouve chez Lapi et chez tous les libraires . . . . 3 »

— des **Maladies les plus fréquentes de l'homme** (Coqueluche, Croup, Grippe, Fièvre typhoïde, Rougeole, Scarlatine, Dysenterie, Variole, etc.) ; 1 volume. . . . . 2 »

Maladies des animaux (Sang de rate, Charbon de l'homme et des animaux, Cachexie, Cocotte, Piétin, Mal de garrot, etc., etc.). 1 volume . . . .

Traité du **Pansement des plaies**, de la **Septicémie**, etc . . . . 2 »

— des **Fièvres intermittentes**, édition à peu près épuisée. . . . . 1 »

Hygiène des Enfants nouveau-nés, 2e édition . . 3 »

UN LIVRE UTILE

MANUEL
DE
MÉDECINE ANTISEPTIQUE

Prix : 3 francs.

Tous ces ouvrages se trouvent chez DOIN, place de l'Odéon ; chez LEMERRE, passage Choiseul ; ou chez l'Auteur, 46, rue du Bac, à Paris.

TOURS, IMPRIMERIE PAUL BOUSREZ.

www.ingramcontent.com/pod-product-compliance
Ingram Content Group UK Ltd.
Pitfield, Milton Keynes, MK11 3LW, UK
UKHW021058230726
13926UKWH00004B/1926